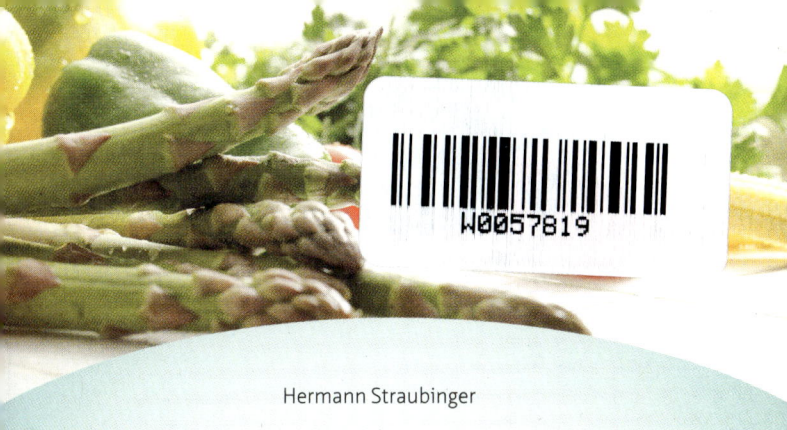

Hermann Straubinger

Säure-Basen-Balance

Bewährte Tipps und Programme zur Entsäuerung

Kompakt-Ratgeber

Haben Sie Fragen an Hermann Straubinger?
Anregungen zum Buch?
Erfahrungen, die Sie mit anderen teilen möchten?

Nutzen Sie unser Internetforum:
www.mankau-verlag.de

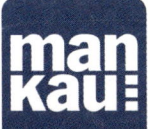

Impressum

Bibliografische Information der Deutschen Nationalbibliothek
Die Deutsche Nationalbibliothek verzeichnet diese Publikation in der
Deutschen Nationalbibliografie; detaillierte bibliografische Daten sind
im Internet über http://dnb.d-nb.de abrufbar.

Hermann Straubinger
Säure-Basen-Balance
Bewährte Tipps und Programme zur Entsäuerung
Kompakt-Ratgeber
ISBN 978-3-86374-255-3
1. Auflage September 2015

Mankau Verlag GmbH
Postfach 13 22, D-82413 Murnau a. Staffelsee
Im Netz: www.mankau-verlag.de
Internetforum: www.mankau-verlag.de/forum

Redaktion: Julia Feldbaum, Augsburg
Endkorrektorat: Susanne Langer M. A., Traunstein
Cover/Umschlag: Andrea Barth, Guter Punkt GmbH & Co. KG, München
Layout: X-Design, München
Satz und Gestaltung: Lydia Kühn, Aix-en-Provence, Frankreich
Energ. Beratung: Gerhard Albustin, Raum & Form, Winhöring

Abbildungen/Fotos: thinkstock (1); UMB-O - Fotolia.com (4o, 6/7); psdesign1 - Foto-
lia.com (4u, 27); shaiith - Fotolia.com (5, 58/59); mr.markin - Fotolia.com (5, 84/85);
panimo - Fotolia.com (10); underdogstudios - Fotolia.com (13); bilderzwerg - Fotolia.
com (21, 37); Jeanette Dietl - Fotolia.com (30); dermatzke - Fotolia.com (35); Peter
Hermes Furian - Fotolia.com (44); angellodeco - Fotolia.com (51); al62 - Fotolia.com
(63); von Lieres - Fotolia.com (66); Africa Studio - Fotolia.com (69); Malyshchyts Vik-
tar - Fotolia.com (75); Tim UR - Fotolia.com (80); fastudio4 - Fotolia.com (75); Jultud
- Fotolia.com (89); Lars Zahner - Fotolia.com (90); Meliha Gojak - Fotolia.com (97);
Kenishirotie - Fotolia.com (101); Jacek Chabraszewski - Fotolia.com (104); udra11
- Fotolia.com (107); Dessie - Fotolia.com (111); lunaja - Fotolia.com (117); Robert
Kneschke - Fotolia.com (121); sabine hürdler - Fotolia.com (122)

Druck: Westermann Druck Zwickau GmbH, Zwickau/Sachsen

»Ich bin ein Öko-Buch!«
Das im Innenteil eingesetzte EnviroTop-Recyclingpapier wird ohne zusätzliche
Bleiche, ohne optische Aufheller und ohne Strichauftrag produziert. Es besteht zu
100 % aus recyceltem Altpapier und entstammt einer CO_2-neutralen Produktion.
Das Papier trägt das Umweltzeichen »Der blaue Engel«.

Hinweis für die Leser:
Der Autor hat bei der Erstellung dieses Buches Informationen und Ratschläge mit
Sorgfalt recherchiert und geprüft, dennoch erfolgen alle Angaben ohne Gewähr.
Verlag und Autor können keinerlei Haftung für etwaige Schäden oder Nachteile über-
nehmen, die sich aus der praktischen Umsetzung der in diesem Buch vorgestellten
Anwendungen ergeben. Bitte respektieren Sie die Grenzen der Selbstbehandlung und
suchen Sie bei Erkrankungen einen erfahrenen Arzt oder Heilpraktiker auf.

Vorwort

Ein übersäuerter Organismus kann die Ursache für eine Vielzahl von Krankheiten sein, sicher aber einen negativen Einfluss auf Ihr psychisches wie körperliches Wohlbefinden ausüben.

Kopfschmerzen und Erschöpfung, Leistungsschwäche oder Schlafstörungen, die ersten Anzeichen können völlig unterschiedlich sein und sind nicht immer klar zu deuten und einzuordnen.

Was versteht man eigentlich unter Übersäuerung, wie und woran erkenne ich sie und was kann ich selbst dagegen unternehmen? Gibt es Wege aus der »Säure-Falle«? Übersäuerung ist kein Schicksal. Mit »guter« und vielseitiger Ernährung, ausreichend Bewegung und einem weitestgehend stressfreien und ausgewogenen Lebensstil können Sie selbst viel für einen stabilen Säure-Basen-Haushalt tun – und damit Ihrer Gesundheit und Lebensfreude Rechnung tragen!

Mit diesem Ratgeber sind Sie bestens gerüstet, und es wird Ihnen leicht gelingen, sich auf einen Weg hin zu einer basenreichen Ernährung zu machen.

Hermann Straubinger

Inhalt

Vorwort 3

Der Säure-Basen-Haushalt   7

Sauer macht krank 8
Störungen in der Säure-Basen-Balance 8
Der Mensch – das basische Wesen 10
So entstehen Säuren im Körper 16
Säuren durch falsche Ernährung 20
Säuren durch Krankheiten 29
Säuren durch Stress 31
Säuren durch Bewegungsmangel oder Überanstrengung . . . 33

Wichtige Organe des Säure-Basen-Haushaltes 34
Das Blut als Transportvehikel 35
Die Lunge – unser Säurenschornstein 37
Die Nieren – unsere Kläranlage 38
Die Leber – unser zentrales Basenorgan 40
Der Magen – unsere Basenfabrik 41
Das Bindegewebe – unsere Mülldeponie 44

Säurekrankheiten 47
Phasen der Erkrankung 47
Stadien der Übersäuerung 49
So stellen Sie eine Übersäuerung fest 51

5,9

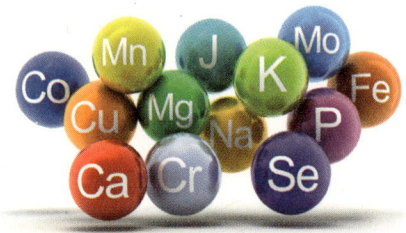

Fit durch basische Ernährung 59

Essen Sie sich gesund **60**
Grundpfeiler für Fitness und Wohlbefinden 60
Wasser: unser wichtigstes Lebensmittel 63
Wertvolle basische Nahrung 65

Basisch dank Obst und Gemüse **70**
Vitamine 72
Entsäuerungsmineralien 74
Sekundäre Pflanzenstoffe 76
Kohlenhydrate 76
Ballaststoffe 76
Die Hitliste der Obstsorten 78
Die Hitliste der Gemüsesorten 81

Aktiv werden gegen Übersäuerung 85

Basenfasten mit Früchten **86**
Saftfasten heißt sanft fasten 86
Die Fasten-Vorbereitung 93
Saftrezepte für die Vorfastentage 96
Die Saftfastentage 98
Last but not least – das Fastenbrechen 102
So bereiten Sie Ihre Basensäfte zu 105
Saftrezepte für die Fastenwoche 109

Sport und Entspannung **118**
Bewegung muss sein! 118
Einfach zur Ruhe kommen 123

Register 126

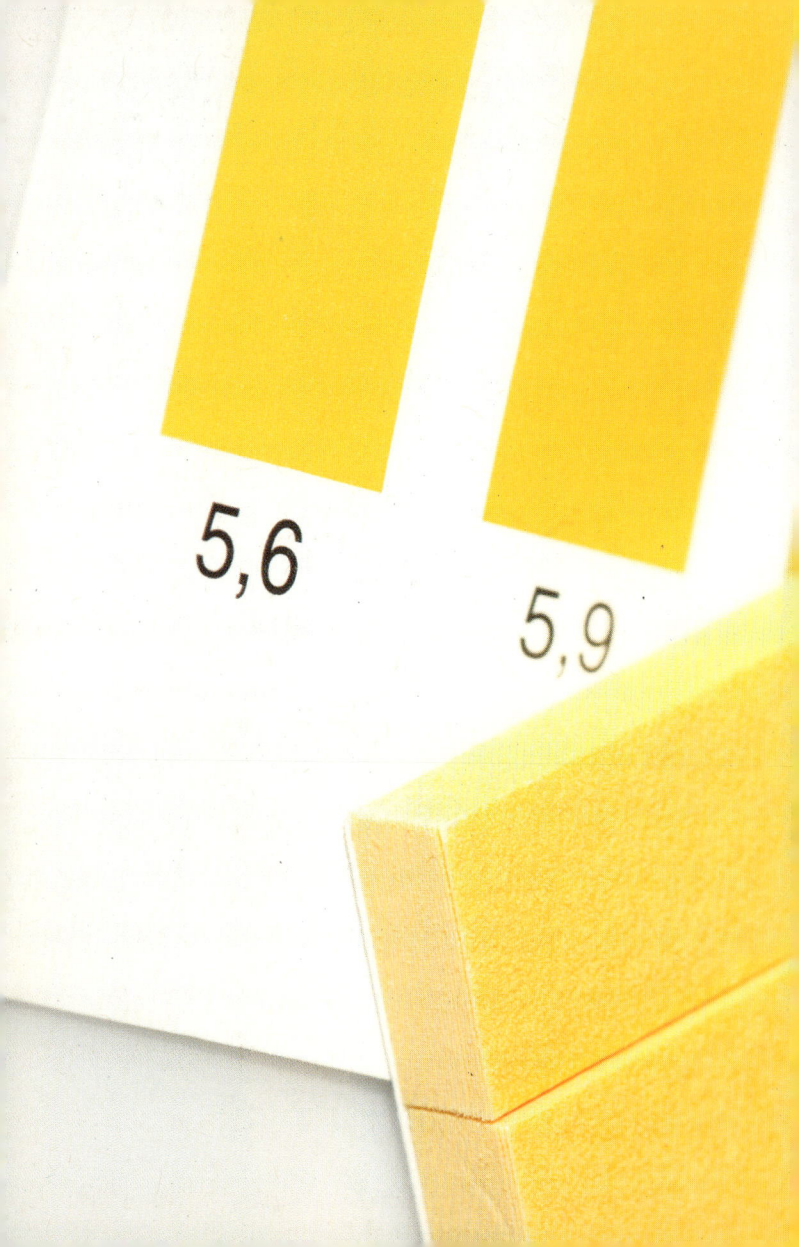

5,6

5,9

Der Säure-Basen-Haushalt

In diesem Kapitel wird der »Volkskrankheit«
Übersäuerung auf den Zahn gefühlt.
Was versteht man unter Übersäuerung?
Woher kommt ein Ungleichgewicht im
Säure-Basen-Haushalt, und welche Vorgänge
finden im menschlichen Organismus statt?

Sauer macht krank

Sauer macht lustig, so heißt es – wahrscheinlich, weil man beim Verzehr von sauren Speisen sein Gesicht verzieht und so aussieht, als ob man lachen würde. Doch zum Lachen besteht kein Grund, denn schon die Fruchtsäure von Obst, etwa die eines Apfels, ist in der Lage, unseren harten Zahnschmelz anzugreifen! Zum Glück steuert der Speichel dem entgegen und ist in der Lage, die Säure schnell zu neutralisieren – sofern er nicht selbst zu sauer ist.

Störungen in der Säure-Basen-Balance

Übersäuerung, saures Milieu, Säurekrankheiten – das sind Begriffe, die noch vor nicht allzu langer Zeit nur von Heilpraktikern und »alternativen« Ärzten gebraucht wurden. Das hat sich geändert. Dank exakter Messmethoden und einer Reihe von Studien sehen auch immer mehr Schulmediziner darin die Ursache unterschiedlichster Krankheiten. Immer geht es dabei um eine Störung in unserem Säure-Basen-Haushalt. Wie der Ausdruck »Haushalt« schon vermuten lässt, haben wir es hier nicht mit einem konstanten Verhältnis von Säuren und Basen zu tun, sondern die Säure- und Basenmengen verändern sich ständig. So wechseln sich über den Tag verteilt sogenannte Säure- mit Basenfluten ab. Das ist gut erkennbar an unserem Urin. Morgens haben wir einen sauren Urin, während er in der Regel gegen 14 Uhr am stärksten basisch ist (→ Seite 52 ff. »Urinprobe – der einfache Test«). Ist dieser Wechsel in Richtung »basisch« gestört, heißt das nicht, dass wir es mit einer bedrohlichen Übersäuerung unseres Blutes (Azidose) zu tun haben, wohl aber, dass unser Organismus mit zu viel Säuren überschwemmt wird. Und dass die natürliche Fähigkeit unseres Körpers, schädliche Säuren zu neutralisieren und auszuscheiden, mehr oder weniger erschöpft ist. Die Folgen davon sind zunächst Befindlichkeitsstörungen wie schlechte Stimmungslage, es können aber auch Kopfschmerzen und Allergien auftreten. Und schließlich sind Krankheiten wie Nierenleiden oder sogar ein Herzinfarkt möglich.

Die gute Nachricht: Sie können bei Anzeichen einer Übersäuerung eine Menge tun, um Ihren »Haushalt« wieder in Ordnung zu bringen. In diesem Fall müssen Sie eben an Säuren sparen, und dabei liefert den wesentlichsten Beitrag ein basischer Speiseplan. Denn in der Hauptsache trägt unsere »moderne« Ernährung zur Übersäuerung unseres Körpers bei. Statt Gemüse, Kartoffeln und Vollkorn stehen zu oft Fleisch, industriell veränderte Nahrungsmittel, Feinmehlgebäck und große Mengen von Zucker auf unserem Speiseplan. Trotzdem: Die ersten Symptome einer Übersäuerung lassen manchmal auf sich warten, da sich unser Körper lange Zeit durch eine Reihe von Gegenmaßnahmen zu helfen versucht. Erst wenn unsere Basenreserven langsam erschöpft sind, treten Müdigkeit, Abgeschlagenheit,

Konzentrationsmangel, Kopfschmerzen, Muskelkater, Leistungsschwäche, allergische Erscheinungen oder Herz-Kreislauf-Störungen auf.

Der Mensch – das basische Wesen

Der Großteil allen Lebens stammt aus dem Meer. Zwei Drittel der Erdoberfläche besteht aus diesem basischen Lebenswasser, das einen pH-Wert von 8,0 bis 8,5 aufweist (→ Seite 14 »Säuren, Basen und pH«). Auch der Mensch ist biologisch gesehen ein basisches Wesen. Das Blut ist und muss ständig basisch bleiben (pH 7,35 bis 7,45). Schon geringste Abweichungen würden sich lebensbedrohlich auswirken. Alle Zellen werden vom basischen Blut versorgt. Das menschliche Leben entwickelt sich neun Monate lang in einem basischen Fruchtwasser (pH 8 bis 8,5). Damit unser Körper gesund bleibt, mag er es also ausgeglichen bis basisch – abgesehen vom Magen, der mit der starken Salzsäure unsere

Das Meer, der »basische« Urquell allen Lebens.

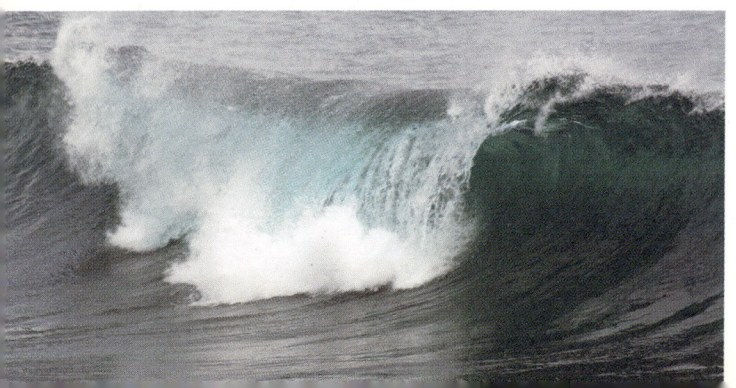

Nahrung zersetzt und Bakterien abtötet, und von der Haut, die mit ihrem leichten Säureschutz Krankheitserreger abwehrt. Dabei hält unser Organismus den Säuregrad seiner Organe und Flüssigkeiten in sehr engen Grenzen. Dieser Säuregrad wird als sogenannter pH-Wert angegeben. Die Skala reicht von extrem sauer mit pH-Wert 1 (Schwefelsäure) über neutral bei pH-Wert 7 (reines Wasser) bis extrem basisch mit einem pH-Wert von 14 (Natronlauge). So hat unser Blut einen sehr engen pH-Wert zwischen 7,35 und 7,45. Das zeigt, wie genau es unser Körper mit seinem Lebenssaft nimmt. Schon geringe Abweichungen führen zu massiven Störungen, die schnell lebensbedrohliche Erkrankungen hervorrufen können. Ein Blut-pH-Wert unter 6,8 ist tödlich.

Wie unser Blut hat auch jeder Teil oder »Saft« unseres Körpers seinen ganz bestimmten »gesunden« pH-Wert, bei dem unsere Biokatalysatoren, die Enzyme, ihren Job optimal verrichten können. Dabei handelt es sich immer um einen Bereich und nicht um einen festen Wert, und das zeigt an, dass der pH-Wert durch vieles beeinflusst wird. Und zwar in beide Richtungen. Das kann unsere Ernährung sein, ein Medikament, eine Entzündung oder auch Stimmungsschwankungen. Unser Körper versucht dann mit einem ausgeklügelten Regelungssystem, das Gleichgewicht wiederherzustellen. Bezeichnenderweise sind fast alle diese Systeme dazu da, »saure« Störungen auszugleichen. Basen stellen also die weitaus geringere Bedrohung dar.

Der pH-Wert im menschlichen Körper

Blut ist mit pH 7,35 bis 7,45 in einem sehr engen Bereich deutlich basisch. Ein Blut-pH-Wert unter 6,8 führt zum Tod. Unter 7,35 spricht man von einer Azidose, über 7,45 von einer Alkalose.

Magensaft ist eine wässrige Flüssigkeit, die Salzsäure (pH 1,0 bis 3,0) und das eiweißspaltende Verdauungsenzym Pepsin enthält. Etwa 1,5 bis 3 Liter werden täglich gebildet. Der niedrige pH-Wert des sauren Magensaftes wirkt bakterienabtötend und führt zu einer Ausflockung (Denaturierung) von Eiweiß, wodurch dieses durch die eiweißspaltenden Enzyme besser »angreifbar« wird.

Speichel ist mit pH 7,1 bis 7,0 leicht basisch bis neutral. Wer viel Zucker zu sich nimmt, bildet Plaquebakterien, die ihren Energiebedarf durch den Abbau von Zucker aus Nahrungsmitteln decken. Dabei entstehen Säuren in der Mundhöhle, und der pH-Wert des Speichels fällt in einen sauren Bereich ab. Die Auflösung des Zahnschmelzes beginnt bei einem pH-Wert von 5,5. Ist der Zucker aufgebraucht, führt der Speichel wieder zu einem Anstieg des pH-Wertes. Er repariert die entstandenen Schäden und remineralisiert die Zähne.

Muskeln und Organzellen liegen mit pH 6,9 im sauren Bereich, weil sie Tag und Nacht unter Bildung von Kohlensäure Nährstoffe verbrennen. Sportler, die verstärkt auf kohlenhydrat- und eiweißreiche Nahrungsmittel zurückgreifen, sind besonders gefährdet zu übersäuern. Wenn der Sauerstoff in den Muskelzellen nicht mehr ausreicht, stellt unser Körper auf anaerobe (»ohne Sauerstoff«) Energiegewinnung um. Dabei werden Kohlenhydrate ohne Sauerstoff abgebaut. Es entsteht unter anderem Milchsäure (Laktat). Je mehr Laktat produziert wird, umso stärker sinkt der pH-Wert im Muskel, er wird zunehmend saurer und bringt immer weniger Leistung. Das Verdauungssekret der Bauchspeicheldrüse ist mit pH 8,0 stark basisch, da es den sauren Nahrungsbrei vom Magen im Zwölffingerdarm neutralisieren muss. Über den Dünndarm werden dann die Nährstoffe von unserem Organismus aufgenommen, weil unsere Verdauungsenzyme in basischer Umgebung an die Arbeit gehen können.

Den pH-Wert kann man zu Hause mithilfe von Teststreifen messen.

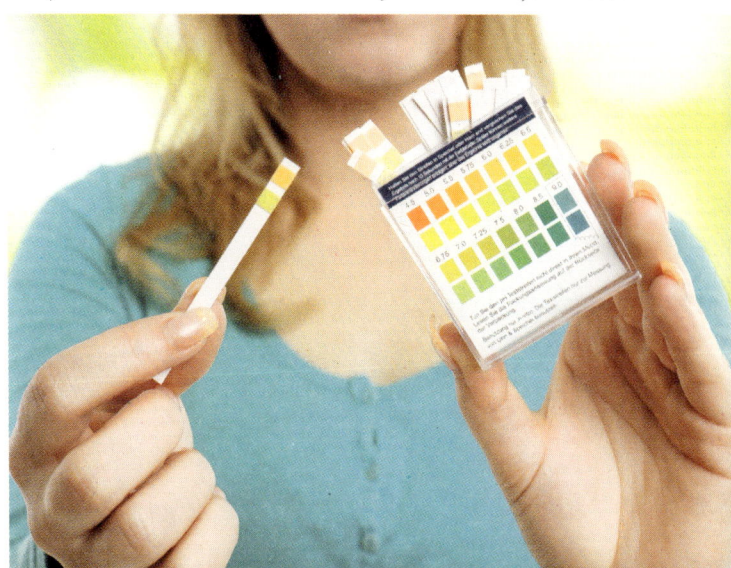

Der Harn schwankt mit Werten von pH 5,0 bis 8,0 von stark sauer bis stark basisch. Durch die Entsäuerung in der Nacht ist der Morgenurin am sauersten, nachmittags zwischen 14 Uhr und 17 Uhr am basischsten, weil unser Magen mit jeder Mahlzeit neben der Magensäure auch lebenswichtige Basen produziert. Urin besteht zu 95 % aus Wasser, in dem der Harnstoff gelöst ist, der übrig bleibt, wenn wir in der Leber Eiweiß abbauen. Daneben verlassen die Harnsäure und das Kreatinin ebenfalls als Stoffwechselendprodukte und kleinere Mengen organischer und anorganischer Salze (Kochsalz), Phosphate und Säuren mit dem Harn unseren Körper. Die Niere ist unser wichtigstes Organ zur Ausscheidung überflüssiger Säuren!

Der pH-Wert von 8 ist klar basisch. Das wichtigste Eiweiß-Verdauungsenzym Trypsin, das im Saft des Dünndarms vorkommt, hat ebenso sein pH-Optimum im Bereich von 8. Bei steigendem Säuregehalt wird dieses Enzym wie die Mehrzahl aller Enzyme gehemmt oder sogar zerstört.

Säuren, Basen und pH

Chemisch gesehen sind alle Flüssigkeiten Säuren, die ein freies positives Wasserstoff-Ion (H+) besitzen. Je mehr dieser Wasserstoff-Ionen in der Flüssigkeit sind, desto stärker ist die Säure. Basen, auch Laugen genannt, sind die Gegenspieler von Säuren. Sie haben ein negativ geladenes Hydroxid-Ion (OH−) und können das H+− Ion der Säure an sich binden. Also: Säuren können H+-Ionen abgeben, Basen können H+-Ionen aufnehmen. Treffen nun Säuren und Basen aufeinander, kommt es zu einer sogenannten Neutralisation. Die Wirkung der beiden hebt sich also komplett auf, und heraus kommt ein bestimmtes Salz und Wasser.

Dies ist ein wichtiges Prinzip unseres Säure-Basen-Haushaltes, der damit gefährliche Säuren unschädlich macht. Nach diesem Muster neutralisiert zum Beispiel der basische Bauchspeichel der Bauchspeicheldrüse – immerhin 1,5 Liter täglich – die Magensäure im Zwölffingerdarm.

Der Säure- und Basengehalt wird mit dem sogenannten pH-Wert angegeben. Die Bezeichnung kommt von »potentia hydrogenii« und zeigt schon, um was es geht: um die Kraft des Wasserstoffs. Gemessen wird nämlich die Konzentration der Wasserstoff-Ionen. Die Skala reicht von 1 für extrem sauer (Schwefelsäure) bis 14 für extrem basisch (Natronlauge). Genau in der Mitte liegt die neutrale 7 des reinen Wassers. Dieser Wert ist weder sauer noch basisch.

Je niedriger also der pH-Wert ist, desto saurer, je höher der pH-Wert ist, desto basischer ist die gemessene Flüssigkeit. Dabei ist der Unterschied zwischen pH 4 und pH 6 nicht etwa nur 2, sondern aufgrund einer speziellen Skaleneinteilung, die man logarithmisch nennt, ist pH 4 ganze 10-mal saurer als pH 5 und 100-mal saurer als pH 6.

So entstehen Säuren im Körper

Die von unserem Lebenssaft, dem Blut, gelieferten Nährstoffe enthalten zwar schon Energie, aber die ist chemisch gebunden und steht den Zellen und damit zum Beispiel auch unseren Muskeln nicht direkt und unmittelbar zur Verfügung.

Ebenso wie das Benzin in einem Automotor müssen auch die Nährstoffe zuerst verbrannt werden, um Bewegung zu erzeugen.

Das geschieht in speziellen »Zellkraftwerken«, den Mitochondrien, die in fast jeder Zelle vorhanden sind. Alle Energie also, die wir zum Leben nutzen können, entsteht durch Verbrennung (= Oxidation). Und durch Oxidation kann diese Energie schrittweise auf eine Art »Energiewährung« wie das ATP übertragen werden.

Damit die Energie produziert werden kann, müssen einige Bedingungen erfüllt sein:

INFO

WARUM DER KÖRPER SAUER IST

Zu einer Übersäuerung im menschlichen Organismus kommt es erst, wenn zu wenig Sauerstoff vorhanden ist oder aber die Verbrennung nicht vollständig ablaufen kann. Dies geschieht, wenn nicht genügend Mineralstoffe zur Verfügung stehen oder die Enzyme in einem zu sauren Zellmilieu nicht optimal arbeiten.

Wir brauchen genügend Zucker oder Fette, es muss ausreichend Sauerstoff vorhanden sein und die zur Energiefreisetzung benötigten Enzyme müssen optimal arbeiten können.

Dazu wird erst einmal im Darm unsere Nahrung in ihre Bestandteile zerlegt, die Lunge nimmt Sauerstoff aus der Luft auf, und unser Herz-Kreislauf-System transportiert die aufbereiteten Nährstoffe und den Sauerstoff an das Bindegewebe heran, das die Zellen umschließt. Erst von hier gelangt es dann in die Zellen. Bei optimaler Verbrennung bleiben Wasser und Kohlendioxid (CO_2) übrig. Pro Tag produzieren wir etwa ein Kilogramm CO_2. Dieses muss schnellstmöglich abtransportiert werden, sonst wird die Zelle sauer, und das wäre ihr Untergang. Ein gesunder Organismus hat damit auch keine Schwierigkeiten, denn er scheidet das Kohlendioxid jederzeit über die Atemwege aus.

Jedes unvollständig verbrannte Zucker- oder Fettmolekül säuert unseren Stoffwechsel. Die dabei gebildeten Säuren, besonders die Milchsäure aus Glukose und Ketosäuren aus Fetten, werden wir dann nicht mehr so einfach über die Atmung los.

Neben dieser »natürlichen« Säureproduktion durch unseren Stoffwechsel entstehen meist durch falsche Ernährung, mangelnde Bewegung und Stress oft regelrechte Säurefluten, auf die unser Körper sehr viel weniger vorbereitet ist. Schafft er es dann nicht, die Säuren auszuscheiden, spricht man von Übersäuerung. Bei einer latenten Azidose ist der Körper zwar »übersäuert«, man hat jedoch noch keine gesundheitlichen Beschwerden, da ein komplexes Puffersystem unseren Körper noch vor den Säuren schützt. Aber wie jedes Puffersystem hat auch dieses seine Grenzen.

ATP – Die Energiewährung

In den Kraftwerken unserer Zellen – den Mitochondrien – werden Nährstoffe wie Kohlenhydrate (Zucker) und Fett mithilfe von Sauerstoff verbrannt. Dabei entsteht der »Brennstoff« ATP (Adenosintriphosphat) sozusagen als universelle zellulare Energiemünze. Es besteht aus dem stickstoffhaltigen Adenin, dem Zucker Ribose und drei Phosphatmolekülen.

Dieses ATP ist der Motor des Lebens, und zwar in allen Organismen dieser Erde. Beim Abspalten einer der drei Phosphatmoleküle wird Energie frei. Sie kann jetzt in allen Bereichen zum Aufbau neuer Moleküle oder Zellen eingesetzt werden. Zurück bleibt das ADP (Adenosindiphosphat), das in Mitochondrien wieder in ATP umgewandelt werden kann.

ATP als Energiemünze hat entscheidende Vorteile gegenüber Fett oder Zucker:

- Der Energiegehalt ist kleiner – man hat sozusagen energetisches Kleingeld.
- ATP kann leichter regeneriert werden.
- Die Energie steht schnell ohne große Umwandlungsprozesse zur Verfügung.

Ein Mensch setzt pro Stunde etwa 5 Kilogramm ATP um, also 120 Kilogramm ATP pro Tag. Bei Leistungssportlern kann der Verbrauch bis auf 100 Kilogramm pro Stunde steigen. Solche Mengen liegen nicht in gespeicherter Form vor, sondern müssen hergestellt werden. Und zwar in jeder einzelnen Zelle durch die Verbrennung der »Energiespeicher« Zucker und Fett. Bei einer vollständigen Verbrennung von Glukose bräuchte man nur knapp 15 Gramm Glukose, um 1 Kilogramm ATP zu bilden.

Ist unser Stoffwechsel im Gleichgewicht, wird genauso viel Energie hergestellt, wie verbraucht wird. Man spricht dann von einem aeroben Stoffwechsel.

Bei großer körperlicher Anstrengung oder Stoffwechselstörungen kann es aber vorkommen, dass nicht genügend Sauerstoff zugeführt werden kann. Folge: Die Moleküle für ATP können nicht ganz verbrannt werden, und unser Körper behilft sich damit, dass er die halb fertigen ATP-Vorprodukte in Milchsäure umbaut.

INFO

ANZEICHEN EINER ÜBERSÄUERUNG

Denken Sie an eine mögliche Übersäuerung, wenn Sie unter folgenden Symptomen leiden:

- Müdigkeit
- Kopfschmerzen
- Konzentrationsmangel
- Leistungsschwäche
- Schlafstörungen
- Herz-Kreislauf-Störungen

Säuren durch falsche Ernährung

Man ist, was man isst! Und man fühlt sich auch so, möchte man hinzufügen. Wenn man bedenkt, wie unterschiedlich unsere Nahrung ist, die wir zu uns nehmen, und wie kompliziert die Prozesse sind, mit denen unser Körper daraus Energie und Baustoffe gewinnt, ist es nicht verwunderlich, dass wir unseren Organismus mit der falschen Ernährung nicht unterstützen und ihm sogar Schaden zufügen können.

Der Weg der Nahrung

Die Verdauung unserer Speisen beginnt im Mund, wo die Nahrung mit den Zähnen zerkleinert wird. Unser Speichel (täglich 1 bis 1,5 Liter) macht sie für den Weitertransport in die Speiseröhre gleitfähig. Schon im Speichel spaltet das Enzym Amylase komplexe Kohlenhydrate (Stärke, Glykogen, Dextrine) in kleinere Untereinheiten (Oligosaccharide, Malzzucker). Wer Brot lang genug kaut – und das sollte man sowieso! – wird feststellen, dass es süßlich schmeckt. Gewürze wie Pfeffer, Chili, Senf oder Paprika erhöhen die Enzymtätigkeit und die Speichelproduktion. Nicht zuletzt reinigt der Speichel unsere Zähne und neutralisiert im Mund entstandene oder mit der Nahrung zugeführte Säuren, etwa Fruchtsäuren von Obst. Deswegen: mit dem Zähneputzen etwa eine Stunde warten, bis der Speichel seine Arbeit getan hat.

Aufspaltung durch Säure

Vom Mund geht's über die Speiseröhre in den Magen, wo der Speisebrei mit dem Magensaft (täglich 1,5 bis 3 Liter) vermischt wird. Der niedrige pH-Wert von 1,5 des sauren Magensaftes tötet Bakterien ab und führt zu einer Ausflockung (Denaturierung) von Eiweiß. Bier, Wein und Stärkeres fördern die Magensäuresekretion erheblich. Ebenso Eiweiß, während Fett die Säureproduktion hemmt. Über die Magenwand werden in geringem Maße Fett verdauende Enzyme und vor allem das Eiweiß spaltende Enzym Pepsin zugegeben. Die Verdauung der Kohlenhydrate wird im Magen ohne eigene Kohlenhydrat verdauende Enzyme fortgesetzt. Ein hoher Fettanteil

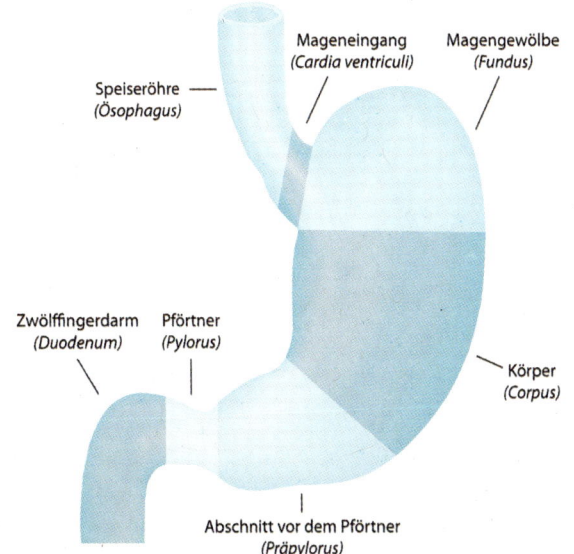

Speiseröhre
(Ösophagus)

Mageneingang
(Cardia ventriculi)

Magengewölbe
(Fundus)

Zwölffingerdarm
(Duodenum)

Pförtner
(Pylorus)

Körper
(Corpus)

Abschnitt vor dem Pförtner
(Präpylorus)

erhöht also die Verweildauer der Nahrung im Magen. Der fette Schweinebraten »liegt dann schwer im Magen«, wie man sagt.

Der Magen produziert aber neben der Salzsäure gleichzeitig den passenden basischen Puffer dazu: das Natriumbikarbonat. Man kennt es auch als doppelkohlensaures Natron oder Bullrichsalz aus der Apotheke gegen Sodbrennen. Eingelagert in den Magenschleim wirkt diese Substanz zum einen wie ein chemischer Schutzwall gegen die Selbstverdauung durch die ätzende Magensäure. Den Rest benötigen unsere Organe Leber, Bauchspeicheldrüse und die Darmschleimhautdrüsen, wo sie gespeichert werden und dann den sauren Magenbrei im Dünndarm neutralisieren.

Aufnahme der Nahrungsbestandteile

Durch den Magenpförtner kommt der Nahrungsbrei in den Zwölffingerdarm. Im Dünndarm dann werden die Nahrungsbestandteile mithilfe von Enzymen weiter zerlegt. Kohlenhydrate werden durch spezielle Enzyme (Disaccharidasen) in ihre kleinsten Bestandteile zerlegt. Die Fettverdauung findet hauptsächlich im oberen Teil des Dünndarms statt. Dazu wird die von der Leber gebildete Gallenflüssigkeit zuerst in der Gallenblase zwischengespeichert und dann in den Zwölffingerdarm abgegeben, um die Fette zu emulgieren. Später können sie so von den Verdauungsenzymen (Lipasen) besser aufgeschlossen werden.

Die im Magen begonnene Eiweißverdauung wird im Darm fortgesetzt. Das Sekret der Bauchspeicheldrüse (Pankreas) enthält Enzyme wie das Trepsin, das große »Eiweißbrocken« in kleinste Moleküle (Peptide, Aminosäuren) abbaut.

Die zweite wichtige Aufgabe des Dünndarms ist die Überführung dieser kleinsten Nährstoffteilchen in die Blutbahn. Dafür ist die Oberfläche dieses Organs durch die sogenannten Darmzotten stark vergrößert. Schleimhautfalten mit fingerförmigen Ausstülpungen, auf denen sich der sogenannte Bürstensaum befindet, erhöhen die Fläche des Darmes auf die Größe eines Tennisplatzes. Im Dickdarm wird vor der Ausscheidung dem Rest des Speisebreis Wasser entzogen, das zusammen mit wertvollen Mineralstoffen wieder in den Körper transportiert wird.

Die Darmflora

Über diesen komplexen Mechanismus der Verdauung ist unser Körper darauf eingerichtet, unterschiedlichste Nahrungsstoffe aufzunehmen und zu verarbeiten. Sehr wichtig für den gesunden Aufschluss der Nahrung ist zudem die Mikroflora im Darm – unterschiedlichste Bakterien, die teilweise auch Vitamine produzieren können. Die Nahrung, die Ausscheidungen dieser Mikroorganismen und die Körpersekrete bestimmen das Mikroklima im Darm. Ist es gestört, kommt es zu einer säurebildenden Gärung. Das beeinflusst auch die Verarbeitung und Zurückgewinnung von Nahrungsbestandteilen.

Einseitige Ernährung führt nicht nur zu Mangelerscheinungen, weil zu wenig an lebenswichtigen Mineralstoffen aufgenommen wird, sondern ebenso, weil eben diese Stoffe bei der Verarbeitung industrieller Nahrungsmittel in unserem Körper zu stark verbraucht werden.

So kommt es zum Beispiel häufig nach übermäßigem Verzehr von raffiniertem Zucker zu einem nachweisbaren Vitamin-B-Mangel.

Chemisch konservierte Nahrungsmittel können auch schnell das Mikroklima in unserem Darm schädigen. Die Folge: Es kommt zu säurebildender Gärung im Darm. Jede Verdauung von Eiweiß bildet Säure. Besonders aber wirkt sich tierisches Eiweiß auf den Säure-Basen-Haushalt negativ aus. Aber auch da gibt es Unterschiede. So bilden die Aminosäuren in Milch und Käse weniger Säure als der Spitzenreiter unter den sauren Lebensmitteln, das Fleisch. Nukleinsäuren und Aminosäuren wirken nämlich

TIPP

So essen Sie richtig!

▸ *Kauen Sie lange, denn unser Speichel ist basisch, und schlecht zerkaute Nahrung gärt im Darm und bildet Säuren.*

▸ *Essen Sie nicht zu viel auf einmal, sonst werden zu viele basische Verdauungssäfte verbraucht.*

▸ *Nehmen Sie ausreichend basenspendende Lebensmittel zu sich (Gemüse, Obst).*

säuernd, weil sie zu den anorganischen Säuren Phosphorsäure und Schwefelsäure umgewandelt werden. Die können nicht weiter abgebaut werden und müssen mit Basen neutralisiert und durch die Nieren ausgeschieden werden. Je mehr Fleisch wir also konsumieren, desto mehr Basen brauchen wir zur Ausscheidung. Fleisch hat auch jede Menge eigentlich basischer Purine aus der DNS (Zellkern).

Um sie ausscheiden zu können, müssen sie jedoch in Harnsäure umgewandelt werden und sind so ebenfalls säuernd. Pflanzliches Eiweiß hat dagegen immer auch eine Menge an basischen Mineralien und nicht so viele Zellkerne wie tierisches Eiweiß.

Fleisch macht sauer

Mehrere Studien haben gezeigt, dass ein Säureüberschuss durch übermäßigen Fleischkonsum zu einer verstärkten Mobilisation von Kalzium aus der Knochensubstanz führt, den Knochen also Kalzium entzogen wird. Deswegen rät Prof. Peter Burckhard zu »knochenfreundlicher« Nahrung. Das sind Stoffe, die im Körper in Basen abgebaut werden. Und das hat keineswegs mit dem Geschmack zu tun. So ist etwa die Zitrone kein Säurebildner, weil aus vielen Mineralstoffen der Zitrusfrucht starke Basen gebildet werden und die Zitronensäure zur schwachen Kohlensäure umgebaut wird. Die wiederum verlässt unseren Körper als Kohlendioxid über die Atmung.

Säuren durch Mineralstoff- und Vitaminmangel

Vitamine und Mineralstoffe brauchen wir bei allen unseren Stoffwechselvorgängen. Nur leider enthält unsere Nahrung immer weniger davon. Unglücklicherweise haben gerade die Nahrungsmittel, für die wir am nötigsten Mineralstoffe und Vitamine bräuchten, um sie in unserem Körper richtig zu verwerten, am wenigsten davon.

Vitamine

Wenn wichtige Vitamine und Mineralstoffe in der Zelle fehlen, treten Engpässe in der Stoffumwandlung auf. Denn Enzyme brauchen sogenannte Koenzyme, und die wiederum benötigen Vitamine von außen, um im Körper hergestellt werden zu können. Besonders die Vitamine der B-Gruppe (Vitamin B1, Vitamin B2, Vitamin B6, Vitamin B12, Nicotinamid, Pantothensäure, Folsäure) werden in hohem Maße bei Glukose-Verwertung und Energiebereitstellung verbraucht. Wer sich vitaminarm ernährt, leistet Stoffwechselstörungen und damit einer Übersäuerung Vorschub.

Mineralstoffe

Zink ist enorm wichtig für eine optimale Säureausscheidung über die Nieren und damit für unseren Säure-Basen-Haushalt, denn es sorgt für den Abtransport des Kohlendioxids (CO_2) während der Atmung. Darüber hinaus benötigt unser Basenorgan Nummer eins, die

Bauchspeicheldrüse, das Spurenelement. Ohne Zink kann sie kein Insulin produzieren. Dies ist auch der Grund, warum viele Diabetiker unter Zinkmangel leiden.

Eisen ist Bestandteil vieler Enzymsysteme, insbesondere im Bereich des Sauerstofftransportes, der Sauerstoffverwertung und -speicherung. Das Hämoglobin als Transportsystem enthält etwa 70 % des im Körper befindlichen Eisens. Die optimale Anfuhr und Ausnutzung von Sauerstoff ist eine Grundvoraussetzung für die Stoffwechselvorgänge in den Zellen.

Kupfer ähnelt in seiner Funktion stark dem Eisen. Wo Eisen gebraucht wird, dient Kupfer als Katalysator. Die Hämoglobin-Synthese und die Atmungskette können ohne Kupfer nicht funktionieren. Es gibt keine Verbrennung, keine Energieleistung ohne Kupfer.

Kalium ist ein sehr wichtiges Spurenelement für das Säure-Basen-Gleichgewicht in allen Zellen. Kommt es

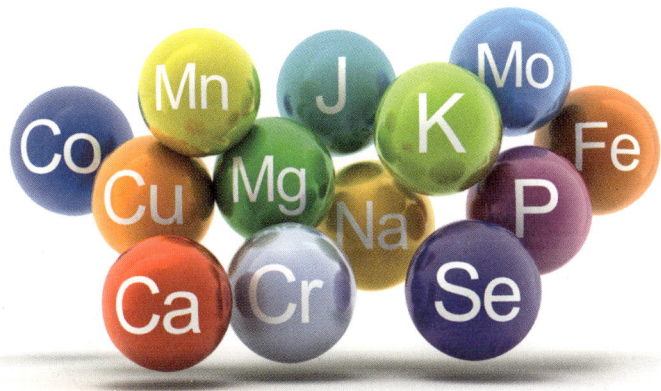

bei den Verbrennungsvorgängen in der Zelle zu einem Sauerstoffmangel, wird vermehrt Milchsäure gebildet. Zum Puffern dieser für die Zellen gefährlichen Säure und zur Bindung von Kohlendioxid ist Kalium erforderlich.

Kalzium dient dem Knochenaufbau und wird bei Übersäuerung verstärkt dem Knochen zur Pufferung der Säuren entnommen. Außerdem steuert es die Energiegewinnung aus ATP. Sie kommt zum Stillstand, wenn kein Kalzium mehr vorhanden ist.

Mangan ist für den Säure-Basen-Haushalt von großer Bedeutung. Die bei anaerober Verbrennung entstandene Milchsäure wird mit dem manganhaltigen Enzym Pyruvatcarboxylase wieder zu verbrennungsfähiger Glukose zurückverwandelt. Ohne diesen Vorgang würden unsere Zellen einen Milchsäuretod sterben.

Magnesium kommt in mehr als 300 Enzymen vor, und die Energieproduktion aus Fetten und Kohlenhydraten in der Zelle liefe ohne Magnesium nur auf Sparflamme.

Anorganische Säuren

Die anorganischen Säuren entstehen bei der Umwandlung von Nahrungsmitteln. Dazu gehören Phosphorsäure aus Nukleinsäuren, die ein wichtiger Bestandteil aller Zellen sind, und Schwefelsäure aus schwefelhaltigen Aminosäuren, den Bausteinen der Proteine. Da Phosphor- und Schwefelsäure im Körper nicht weiter abgebaut werden können, müssen sie mit Basen neutralisiert und als Salze über die Nieren ausgeschieden werden.

Je mehr Nahrungsmittel wir konsumieren, die zur Bildung von anorganischen, nicht abbaubaren Säuren führen (z.B. Käse, Fleisch), desto mehr Basen brauchen wir zu ihrer Ausscheidung. Selbst wenn genug Basen vorhanden sind, belastet der Säureüberfluss unseren Stoffwechsel. Die Säuren sind natürlich nicht nur schädlich, und ihre Verbindungen brauchen wir für lebenswichtige Vorgänge und Stoffe. Ähnlich ist es mit den Aminosäuren. Ungesund und schädlich ist allein ihr Überfluss, der durch falsche Ernährung verursacht wird.

Säuren durch Krankheiten

Eine Störung des Säure-Basen-Haushaltes macht nicht nur krank, sie kann auch durch eine Krankheit hervorgerufen oder verstärkt werden. Das gilt für akute Krankheiten ebenso wie für chronische Krankheiten.
Bei Diabetikern wird durch Insulinmangel vermehrt Fett abgebaut. Dabei entstehen als Zwischenprodukt sogenannte Ketonsäuren – man spricht auch von einer Ketoazidose. Wenn es dann zusätzlich zu einer Überblähung der Lunge (Lungenemphysem) kommt, übersäuert

TIPP

Gehen Sie zum Arzt!
Übersäuerung kann durch ernsthafte Erkrankungen zustande kommen. Deshalb sollten Sie unbedingt den Rat eines Arztes einholen, bevor Sie selbst eine Entsäuerung einleiten.

der Körper über das verminderte Abatmen von Kohlen-
säure zusätzlich. Überhaupt ist jede Beeinträchtigung
der Atemtätigkeit, etwa durch einen akuten Asthmaan-
fall, eine chronische Bronchitis bei Rauchern ab dem 50.
Lebensjahr oder durch chemische Substanzen ungünstig
bis gefährlich für unser Säure-Basen-Gleichgewicht.
Auch alle Krankheiten von Organen, die unseren Säure-
Basen-Haushalt steuern, wie die Leber, Bauchspeicheldrüse (Pankreas) oder Gallenblase, können zu einer
Übersäuerung führen.
Krankheiten, die unser Säureausscheidungsorgan
Nummer eins – die Niere – betreffen, führen oft dazu,
dass nicht genügend Säure aus dem Körper transportiert
werden kann. Verschiedene Erkrankungen des Magens
können zu einer Übersäuerung führen.

Übersäuerung macht auf Dauer krank!

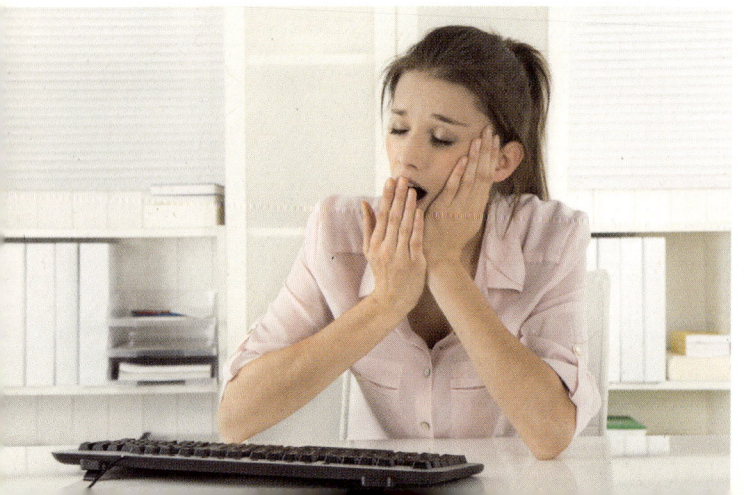

Säuren durch Stress

Etwas »schlägt uns auf den Magen« oder liegt dort »wie ein Stein«, wir sind buchstäblich »sauer«, wir müssen »etwas Unverträgliches schlucken« oder aber wir müssen Nachrichten erst einmal »verdauen«. Betroffen ist immer der Verdauungstrakt. Negative Gedanken, Ängste, Sorgen, Wut, Verzweiflung, Stress, aber natürlich auch Freude wirken sich sofort körperlich aus. Das ist auch nicht verwunderlich, bestehen doch zwischen unserem Gehirn und dem vegetativen Nervensystem wie etwa dem Magen-Darm-Nervensystem zahlreiche Verbindungen. Das vegetative Nervensystem hält alle lebenswichtigen Organtätigkeiten aufrecht und passt den Körper an die ständig wechselnden Umweltbedingungen an, indem es Atmung, Kreislauf, Stoffwechsel, Aktivität, Verdauung, Drüsentätigkeit, Temperatur, Ausscheidung, Schlaf, Wachstum und Fortpflanzung steuert. Es besteht aus zwei Teilen mit gegenläufigen Funktionen. Durch dieses Zusammenspiel halten sie das vegetative Gleichgewicht unseres Körpers (Homöostase) aufrecht.

Sympathisches Nervensystem: für Aktivität und Leistung
Parasympathisches Nervensystem: für Erholung, Entspannung und Energieaufbau.

Man kann sagen, dass der Einfluss des Sympathikus das Gleichgewicht in Richtung sauer, der des Parasympathikus in Richtung basisch verschiebt. Beide sind natürlich für das optimale Funktionieren unseres Organismus notwendig, so wie auch Säuren in unserem Körper gebraucht werden. Nur das falsche Verhältnis der beiden zueinander kann uns krank machen.

Regelabläufe der Nervensysteme

Das vegetative Nervensystem ist von unserem Willen nicht steuerbar, weshalb man auch vom »autonomen« oder »unwillkürlichen« Nervensystem spricht. Bei Angst, Aufregung und Stress bewirkt der Sympathikus durch eine Ausschüttung von Stresshormonen eine Reduzierung der Verdauungsprozesse. Unser Körper spart so auf diese Weise kurzfristig Energie, um sich für eine gegenwärtige Gefahrensituation zu wappnen. Es wird zwar weniger Magensäure ausgeschüttet, aber Fettsäuren werden vermehrt mobilisiert, und Glukose und ATP werden produziert. Das bedeutet einen enormen Säureschub für unseren Körper. Zum Ausgleich erfolgt dann etwas später eine verstärkte Parasympathikus-Aktivität mit vermehrter Ausschüttung von Magensäure auch ohne vorherige Nahrungsaufnahme.

Eine Übersäuerung wirkt aber auch umgekehrt als starker Stressfaktor auf das vegetative Nervensystem. Säure aktiviert den Sympathikus. Sie sorgt für Erregung, wenn wir eigentlich ausruhen sollen, und bewirkt die Ausschüttung der Stresshormone, auch wenn gar kein wirklicher Grund für Anspannung, Kampf oder Flucht gegeben ist. Dazu versetzt eine saure Stoffwechsellage unser Immunsystem in Alarmbereitschaft, ohne dass Krankheitserreger unsere Gesundheit bedrohen.

Säuren durch Bewegungsmangel oder Überanstrengung

Die Lunge dient im Säure-Basen-Gleichgewicht als wichtiges Aufnahme- und Ausscheidungsorgan. Sie gibt saures Kohlendioxid ab und nimmt Sauerstoff für die Energiegewinnung in unseren Zellen auf. Durch Bewegung an frischer Luft wird der pH-Wert im Körper sofort gesenkt. Wer sich wenig bewegt und schlecht atmet, bekommt zu wenig Sauerstoff. Die Folge: Viele saure Substanzen bleiben im Körper zurück, weil für die Energiegewinnung beim Verbrennen in den Zellen Sauerstoff fehlt. Der Verbrennungsvorgang bleibt unvollständig, und statt Wasser und Kohlendioxid entstehen saure Zwischenprodukte. Und der Teufelskreis dreht sich weiter. Sinkender pH-Wert in der Zelle heißt auch, dass die Enzyme – unsere Biokatalysatoren – nicht mehr so gut funktionieren und die Stoffwechselvorgänge in der Zelle langsamer ablaufen.

Je mehr Sauerstoff etwa durch ein moderates Ausdauertraining eingeatmet wird, umso mehr Säuren werden auch ausgeschieden. Wer es aber übertreibt, kommt »außer Atem« und bekommt einen Muskelkater. Wegen eines Sauerstoffmangels hat der Körper Milchsäure gebildet, und zusammen mit kleinsten Verletzungen des Muskels tut der entsprechende Muskel jetzt weh.

Wichtige Organe des Säure-Basen-Haushaltes

Säuren lassen sich in unserem Körper verschiedenen Kategorien zuordnen: Wir unterscheiden sie nach ihrer Herkunft und nach den Organen, die an ihrer Entsorgung beteiligt sind.

Anorganische Säuren werden mit unserer Nahrung aufgenommen und können ausschließlich über den Urin entsorgt werden.

Organische Säuren werden sowohl mit der Nahrung aufgenommen, entstehen aber auch durch die Energiegewinnung (Milchsäure, Ketonsäuren) in unseren Zellen. Die flüchtige Säure Kohlendioxid wird dabei über die Lunge abgeatmet, während nichtflüchtige Säuren in unserer Leber verarbeitet werden.

SÄUREN-ABBAU IM KÖRPER

INFO

So funktioniert die Regulation des Säure-Basen-Haushaltes:
Im Blut über Puffersysteme ▸ sofort
In der Lunge über Abatmung ▸ sofort
In der Niere über Ausscheidung ▸ mittelfristig
In der Leber über den Harnstoffwechsel ▸ langfristig

Für Abbau und Ausscheidung sind im Wesentlichen drei Organe zuständig: Nieren, Lunge und Leber. Dazu kann unser Blut durch sogenannte Puffer bei plötzlichen Säureschwankungen seinen pH-Wert innerhalb eines engen Bereiches (pH 7,35 bis 7,45) konstant halten. Und Säuren, die wir nicht sofort loswerden können, lagern sich im Bindegewebe ein, wo sie regelrecht zu einer »Versulzung« führen. Für all diese »Säureabwehrmaß-nahmen« verbraucht unser Organismus körpereigene Reserven. Unser Körper schwächt sich damit selbst. Deswegen ist es so wichtig, die Puffersysteme unseres Körpers zu unterstützen.

Das Blut als Transportvehikel

Das Blut erreicht alle Teile unseres Körpers. Es besteht aus festen Bestandteilen (Blutkörperchen und Blutplätt-chen) und flüssigem Plasma. Angetrieben vom Herzen als Pumpe, fließen in den Adern eines erwachsenen Men-schen etwa 4,5 bis 6 Liter Blut. Die roten Blutkörperchen (Erythrozyten) transportieren Sauerstoff (O_2) und Koh-lendioxid (CO_2) zwischen der Lunge und den Organen. Schon ein geringer Kohlendioxidanstieg führt dazu, dass unser Atemzentrum und Herzschlag beschleunigt arbei-ten, bis das überschüssige Kohlendioxid abgeatmet ist.

Für die rote Färbung der Blutkörperchen sorgt der Blut-
farbstoff Hämoglobin. Er benötigt ausreichende Mengen
an Eisen, Vitamin B12 und Folsäure. Ohne Hämoglobin
könnte unser Blut keinen Sauerstoff transportieren.
Die wichtigsten Aufgaben unseres Blutes für den Organismus sind:

Transport: Mit unserem Blut werden Sauerstoff und
Kohlendioxid, Vitamine, Stoffwechselprodukte und Nahrungsstoffe im Körper transportiert.

Wärmeregulation: Unser Blut transportiert auch Wärme.
Wegen seiner großen Wärmekapazität ist es wichtig für
die Aufrechterhaltung der Körpertemperatur.

Signalübermittlung: Die Botenstoffe unseres Körpers –
die Hormone – benutzen das Blutkreislaufsystem, um
an ihren Bestimmungsort zu gelangen.

Immunabwehr: Bestimmte Stoffe im Blut dienen der
Abwehr von Eindringlingen.

Damit unser Blut all diese Aufgaben erfüllen kann, muss
sein pH-Wert in einem eng gesteckten Bereich zwischen
7,35 und 7,45 konstant gehalten werden. Ein Wert unter
7 oder über 7,8 würde sich tödlich auswirken: Die roten
Blutkörperchen würden hart und könnten nicht mehr
durch die feinen Blutgefäße in den äußeren Bereich
unseres Organismus gelangen. So käme nicht mehr
genügend Sauerstoff von der Lunge in unsere Zellen.
Dort würde die Energiegewinnung durch sauerstoffarme
Verbrennung wieder vermehrt Milchsäure produzieren,
und die Zelle würde noch saurer und letztlich absterben.

Die Lunge – unser Säurenschornstein

Unsere Lunge ist wohl das bekannteste Organ, was die Regulation des Säure-Basen-Haushaltes betrifft. Sie atmet in der Hauptsache Kohlendioxid (CO_2) ab. Und zwar im Idealfall genauso viel, wie in unseren Zellen bei der Energiegewinnung abfällt. Das ist für uns lebenswichtig, denn mit Wasser zusammen entsteht aus CO_2 die Kohlensäure. Ein Anstieg der CO_2-Menge in unserem Organismus bedeutet also auch eine Verschiebung des pH-Wertes hin zum Sauren. Innerhalb weniger Minuten reagiert unsere Atmung auf Veränderungen des O_2- oder CO_2-Gehaltes unseres Blutes, indem ein Anstieg oder Abfall des pH-Wertes sofort die Atemfrequenz ändert. Eine Atemstörung kann zum Beispiel die Abatmung von CO_2 behindern. Andererseits führt eine krankhaft gesteigerte oder durch Aufregung oder einen Schock verursachte allzu hohe Atemtätigkeit (Hyperventilation) zu einem CO_2-Mangel und dementsprechend zu einer Verschiebung hin zum Basischen. So ziehen Krankheiten unserer Atmungsorgane oft auch Störungen des Säure-Basen-Haushaltes nach sich.

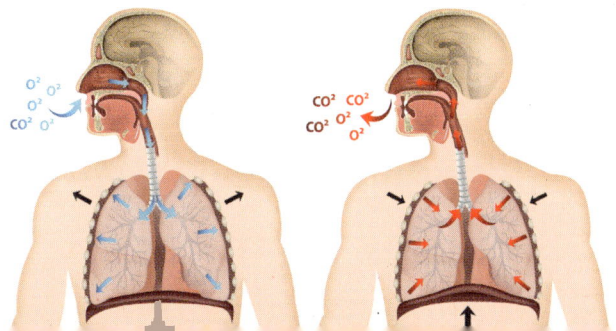

Die Nieren – unsere Kläranlage

Für die rasche Regulierung des pH-Wertes in unserem Blut ist die Lunge durch die Abatmung von CO_2 zuständig. Unsere Nieren reagieren zwar langsamer, dafür aber nachhaltiger.

Ununterbrochen wird dort unser Blut filtriert. So wird jeder Tropfen Blut, der in unseren Adern fließt, etwa alle 4 Minuten gefiltert. Insgesamt durchströmt immer ungefähr ein Viertel unseres Blutes die Nieren. Von Zellresten und großen Molekülen gereinigt, bleibt nach dem Filtervorgang der sogenannte Primärharn übrig. Würden wir den schon ausscheiden, wäre die Folge eine sofortige »Vertrocknung«. Denn er enthält zwar kaum noch Zellen und Eiweiße, aber dafür Blutplasma. So fließt der Primärharn erst durch ein komplexes kilometerlanges Kanalsystem, wo er immer wieder gefiltert und ein Großteil zurück ins Blut aufgenommen wird. Am Ende verlässt dann nur noch etwa 1 % des Primärharns unseren Körper.

Pufferung durch Resorption

Viele Substanzen, die noch im Primärharn enthalten waren, werden nämlich von unserem Körper dringend benötigt. Deshalb müssen sie in das Blut zurückgeholt werden. Man nennt das auch Resorption. Neben Mineralstoffen wie Natrium, Kalium, Kalzium oder Chlorid gehört auch das Bikarbonat dazu, das wir dringend zum Puffern der Säuren in unserem Körper brauchen. Dabei reagieren unsere Nieren flexibel. Bei erniedrigtem Blut-pH wird Bikarbonat wieder resorbiert, ist der Blut-pH erhöht, wird ein Teil des filtrierten Bikarbonats mit dem Urin ausgeschieden. Aber es geht noch weiter. Unsere Nieren können nicht nur Bikarbonat zurückgewinnen, sondern sogar aus CO_2 und Wasser mit Hilfe des Enzyms Karboanhydrase neues Bikarbonat produzieren, um die Verluste zu ersetzen, die bei der Pufferung von Kohlensäure aufgetreten sind.

Und unsere Nieren haben noch eine Methode, um Säuren aus dem Körper zu bekommen. Sie bauen nämlich

INFO

SÄURENENTSTEHUNG IM KÖRPER

Die Menge der Säuren und Basen in unserem Organismus entstehen wie folgt:

- Von außen durch die Zufuhr der Nahrung
- Von innen durch Stoffwechselschlacken (Milchsäure durch Muskeltätigkeit)
- Durch chronische Darmgärung bei gestörter Darmflora
- Durch Organstörungen (Diabetes)
- Durch wechselnde Tätigkeit von Nieren und Darm
- Durch Ausscheidung von CO_2 über die Lunge
- Durch die Tätigkeit der Belegzellen des Magens (Salzsäure- und Bikarbonatbildung)
- Durch das vegetative Nervensystem

die Aminosäure Glutamin zu Glutamat ab. Dabei wird Ammoniak frei, das sich mit den H^+-Ionen der Säure zu NH_4^+ verbindet und so ausgeschieden werden kann.

Die Leber – unser zentrales Basenorgan

Unser wichtigstes Stoffwechselorgan ist die Leber. Mit ca. 1,5 Kilogramm Gewicht und einer Durchblutung von etwa 25 % des Herzminutenvolumens ist die Leber unser lebender Motor, der all unsere Organe versorgt. Als Entgiftungs- aber auch Recycling-Organ verarbeitet sie aus dem Darm aufgenommene Nährstoffe wie z.B. Eiweiß und verteilt sie auf die Organe. Sie bereitet aber auch Stoffwechselschlacken und Gifte wieder auf oder entsorgt sie. Die Leber wandelt Kohlenhydrate (Glukose) in unseren »Speicherzucker« Glykogen um, und wenn diese Speicher voll sind, sogar in Fett.

Zudem produziert die Leber die für die Verdauung so wichtige Gallenflüssigkeit, die entweder in der Gallenblase zwischengespeichert oder direkt in den Darm abgegeben wird. Dort bereitet die in ihr enthaltene Gallensäure Fette aus unserer Nahrung für die Weiterverarbeitung durch die Enzyme der Bauchspeicheldrüse vor. Neben dem Verdauungssaft aus der Bauchspeicheldrüse und dem Dünndarm ist die Gallenflüssigkeit die Dritte im basischen Bunde. Alle drei neutralisieren die Magensäure im Dünndarm und leiten damit einen neuen Abschnitt des Verdauungsvorgangs ein. Denn erst in einem basischen Milieu können die Verdauungsenzyme unsere Nahrung in ihre Nährstoffe zerlegen. Für die Gallenflüssigkeit benötigt unsere Leber aber genügend basisches Natriumbikarbonat, das hauptsächlich vom Magen produziert wird, parallel mit der Bildung der sauren Magensäure.

Unsere Leber scheidet zwar Säuren nicht direkt aus, trotzdem ist sie enorm wichtig für unseren Säure-Basen-Haushalt. Sie ist zwar rund um die Uhr tätig, zeigt jedoch zeitliche Höhe- und Tiefpunkte. So wird vormittags und um die Mittagsstunde mehr Galle gebildet als am Abend und in der Nacht. Das bedeutet, dass mittags am besten verdaut werden kann. Dafür kümmert sich die Leber in der Nacht mehr um den Aufbau der Körpersubstanzen.

Der Magen – unsere Basenfabrik

Wir kennen den Magen meist als saures Organ, besonders wenn wir uns ärgern. Das ist aber nicht einmal die halbe Wahrheit. Der Magen ist unser größter Basenlieferant. Neben der Salzsäure, die unsere Nahrung verdauungsgerecht bearbeitet und Bakterien und Keime abtötet, entsteht im Magen mit Natriumbikarbonat auch das Gegenteil: eine Base. Unser Magen ist nämlich ein Säure-Basen-Spalter. Was er dazu braucht, ist einfaches Kochsalz, das sich immer in unserem Blut befindet.

$NaCl$ – so sagt der Chemiker zu Kochsalz – ist ein enorm wichtiges Salz für unseren Körper. Deswegen ist die Menge auch nahezu konstant. Etwa sechs Gramm davon brauchen wir. Ein Zuviel macht uns »durstig«, weil unsere Nieren das Salz erst ab einer bestimmten Verdünnung wieder ausscheiden können. Haben wir zu wenig davon, bleibt unser Harn kochsalzfrei, weil das Salz im Körper zurückgehalten wird. Kochsalz müssen wir allerdings deswegen trotzdem nicht zusätzlich zu uns nehmen. Das Problem in den Industrienationen ist eher ein deutliches Zuviel an Salz.

Bei einer normalen Mahlzeit bilden kleine Drüsen unseres Magens – die Belegzellen – etwa 1,1 Liter Magensaft mit ungefähr 0,5 % Salzsäure (HCl) aus Kochsalz ($NaCl$), Kohlendioxid (CO_2) und Wasser (H_2O). Und die macht unseren Magensaft mit einem pH-Wert zwischen 1 und 3 sehr sauer.

TIPP

Schnelle Hilfe bei Übersäuerung:
- *Trinken Sie basisches Mineralwasser.*
- *Atmen Sie die Säuren durch viel Bewegung an frischer Luft ab.*
- *Entsäuern Sie durch Schwitzen die Haut (beim Sport oder in der Sauna).*
- *Nehmen Sie täglich über einen begrenzten Zeitraum einen Teelöffel Natriumbikarbonat auf ½ Liter lauwarmes Wasser ein.*
- *Nützen Sie für sich das Heilfasten und entgiften Sie so Ihren Körper.*

Zink und Enzyme als Katalysatoren

Durch chemische Spaltung unter Zuhilfenahme des wichtigen Spurenelements Zink und im Beisein von Enzymen werden aus dem verbleibenden Rest (CO_2+ OH + Na) gleichzeitig Basen in Form von Natriumbikarbonat ($NaHCO_3$) gebildet, und zwar dreimal mehr als Säure. Übrigens: Was so chemisch klingt, ist unser bekanntes »doppelkohlensaures Natron«, das seit über hundert Jahren bei Sodbrennen verabreicht wird. Bei akuten Schmerzen ist das durchaus hilfreich, auf Dauer beeinträchtigt man aber genau dadurch die Produktion von Basen. Und gerade deren Mangel ist die Ursache für die Beschwerden.

Neutralisation von Säuren

Die Basen gehen über unseren Blutkreislauf zur Leber, wo sie für die Bildung der Galle benötigt werden. Unsere Bauchspeicheldrüse braucht sie, um die Enzyme Trypsin und Chymotrypsin herzustellen, und die alkalophilen Drüsen im Dünndarm (Brunner'sche Drüsen, Lieberkühn'sche Drüsen) benötigen sie für die Verdauung. Die ins Blut entlassenen Basen reichen normalerweise im Darm zur Neutralisierung der Magensäure. Dort verbinden sie sich mit der Magensäure wieder zu unserem bekannten Kochsalz. Während der saure Speisebrei also den direkten Weg über Magen und Zwölffingerdarm genommen hat, warten die Basen in der Bauchspeicheldrüse und in der Gallenblase darauf, dass der Speisebrei im Zwölffingerdarm ankommt. Erst dann werden die Gallensekrete abgegeben, was die Bauchspeicheldrüse wiederum dazu anregt, ihre Enzyme auszustoßen. Da beide stark basisch sind, wird nun der saure Speisebrei in einen weniger sauren Zustand übergeführt.

Das Bindegewebe – unsere Mülldeponie

Lange Zeit hat die Schulmedizin überhaupt das Problem einer »Übersäuerung« bestritten. Und natürlich auch, dass unser Bindegewebe darunter leidet. Seit aber immer häufiger auch anerkannte Ärzte wie etwa Dr. H.-W. Müller-Wohlfahrt von einer »Versulzung« unseres Bindegewebes durch Übersäuerung sprechen, scheint hier ein Umdenkprozess einzusetzen. Was aber ist das Bindegewebe, von dem so oft gesprochen wird? Einige bezeichnen es als ein Organ wie Herz, Lunge oder Niere mit dem Unterschied, dass es den ganzen Körper durchzieht und so die Billionen von Körperzellen miteinander verbindet.

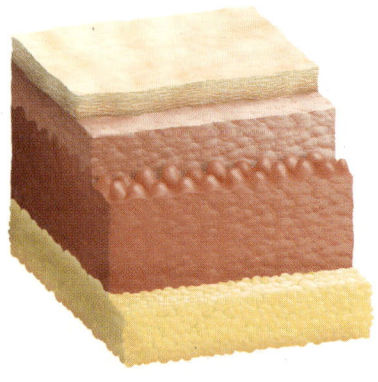

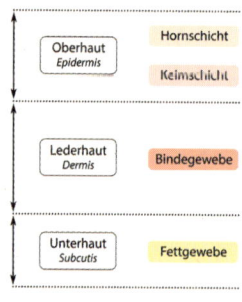

Oberhaut *Epidermis*	Hornschicht
	Keimschicht
Lederhaut *Dermis*	Bindegewebe
Unterhaut *Subcutis*	Fettgewebe

Unser gesamter Stoffwechsel passiert die haarfeinen Filtersysteme unseres Bindegewebes. Denn keine einzige Organzelle unseres Körpers hat einen direkten Anschluss an eine Blutader. Die feinsten Verästelungen unserer Adern (Kapillare), die Nährstoffe und Sauerstoff heranschaffen, enden alle im Bindegewebe. Genauer gesagt in der Flüssigkeit zwischen den Zellen des Bindegewebes. Von dort aus schwimmen die Nährstoffe zu den Organzellen. Umgekehrt müssen auch die Abfallstoffe aus unseren Zellen durch das Bindegewebe zurück zu den Blutgefäßen oder zu unserem Abwassersystem, den Lymphkanälen.

Botschaften im Körper

Doch damit nicht genug. Dasselbe gilt auch für die Kommunikation in unserem Körper, die auch eine Art von Transport ist, nämlich die Beförderung von Botschaften. Die bioelektrische Weiterleitung von Nervenimpulsen läuft über unser Bindegewebe. Dabei leitet Wasser eigentlich keinen Strom. Erst die kleinsten Partikel, die im Wasser aufgelöst sind – die Mineralsalze –, verleihen ihm diese Eigenschaft. Wegen dieser Funktion nennt man sie auch »Elektrolyte«. Eine korrekte Mineralsalzzusammensetzung in der Zwischenzellflüssigkeit ist also für eine störungsfreie Reizweiterleitung der Nervenimpulse notwendig. Und nicht zuletzt steuert unser Bindegewebe das Gleichgewicht zwischen Säuren und Basen. Säuren, die nicht sofort über die Lungen oder Nieren ausgeschieden werden können, müssen unschädlich gemacht werden. Dazu bedient sich unser Körper bei seinen Mineralstofflagern: Fingernägel, Knochen, Haare, Zähne oder Sehnen. Das Ergebnis sind nur leider schwer ausscheidbare Salze in unserem Bindegewebe, auch Schlacken genannt.

Doch was geschieht, wenn das Bindegewebe bereits »voll« ist? Leicht einzusehen, dass ein Bindegewebe, das mit Schlacken aus der Neutralisation von Säuren »versulzt« ist, seine lebenswichtigen Aufgaben nurmehr eingeschränkt ausüben kann. Es gelangen nicht mehr genügend Nährstoffe und Sauerstoff in die Zellen, und andererseits können die Abfallstoffe nicht mehr abtransportiert werden. Das führt zu einem sauren Milieu und letztlich zu Säurekrankheiten. Das Heimtückische daran: Jahrelang kommt es »nur« zu mehr oder weniger unangenehmen Symptomen oder Befindlichkeitsstörungen wie Müdigkeit, Konzentrationsmangel oder Kopfschmerzen. Bis dann richtige Krankheiten ausbrechen. Und da das Bindegewebe alle Teile unseres Körpers betrifft, ist die Bandbreite der möglichen Krankheiten schier unbegrenzt. Das kann ein Bandscheibenvorfall, Allergien, Rheuma oder sogar ein Herzanfall sein.

Die Pflege des Bindegewebes ist also für jeden von uns eine der wichtigsten Säulen zur Aufrechterhaltung körperlichen Wohlergehens. Wer da bei ersten Anzeichen von Übersäuerung rechtzeitig gegensteuert, seine Lebensweise und Ernährung umstellt, kann viele Krankheiten vermeiden.

Säurekrankheiten

Hinter vielen Krankheiten vermutet man auf den ersten Blick alles andere als eine Störung des Säure-Basen-Haushaltes. Neben den Erkrankungen von Organen, die direkt durch ein Zuviel an Säure oder einen Basenmangel betroffen sind, bringt die Übersäuerung unseres Bindegewebes im ganzen Körper Befindlichkeitsstörungen und Krankheiten aller Art hervor oder ist zumindest mitverantwortlich für eine erhöhte Krankheitsanfälligkeit.

Phasen der Erkrankung

Unser Körper muss Abbauprodukte aus dem täglichen Stoffwechsel und aus der Umwelt ausscheiden. Das erledigen Darm, Nieren, Lunge und Haut. Sind die überlastet oder stehen zu wenig Basen zur Verfügung, werden die sauren Stoffwechselschlacken und Gifte im Bindegewebe abgelagert. Was wir dann als Krankheiten erleben, ist meist der Versuch unseres Körpers, diese Stoffe loszuwerden. Wenn der Körper zu schwach ist, die Depots voll sind oder wir ihn an der Ausscheidung hindern, lagert er die Schlacken in immer tieferen Schichten ab und es kommt zu chronischen Krankheiten.

1. Gelungene Ausscheidung über Darm, Nieren, Haut, Lunge. Die Ausscheidungsorgane funktionieren optimal und der Körper hat genügend Mineralien (Basen), um die sauren Schlacken zu neutralisieren und auszuscheiden.

2. Versuch der Ausscheidung über eine Entzündung der Gelenke, der Haut (Dermatosen), der Schleimhäute und über Fieber. Unser Körper versucht, die Ausscheidung über Durchfall, Fieber, Schwellung oder Infekte zu erreichen. Wenn die Ausscheidungsorgane gesund sind und genügend Mineralien vorhanden sind, um die Säuren zu binden, sind wir nach so einer Krankheit in der Regel gesünder als vorher.

3. Gescheiterter Ausscheidungsversuch und Ablagerung in Form von Warzen, Leberflecken, Harnsäure (Gicht), Gallen- und Nierensteinen, Verhärtungen im Bindegewebe (Cellulitis). Der Körper versucht, mit diesen Ablagerungen wichtige Organe wie Herz und Blut zu schützen. Die Ablagerungen sind aber noch gutartig. Bis zu diesem Punkt ist unser Körper noch in der Lage, sich selbst zu regulieren, die Störungen finden im Bindegewebe statt und noch nicht in der Zelle. Diese Krankheiten der Akutphasen sind meist noch heilbar. Danach entstehen schwer heilbare und chronische Krankheiten.

4. Phase der Zellerkrankung mit Hautveränderungen, Diabetes, Geschwüren. Die Depots sind randvoll, unser Körper kann die Zellen nicht mehr ausreichend schützen. In dieser Phase werden die Krankheiten chronisch, weil die Ausscheidung der Säuren aus eigener Kraft nicht mehr gelingt. Von hier ist es nur noch ein kleiner Schritt zu schweren Erkrankungen.

5. Phase des Zelluntergangs: Degeneration von Gewebe, Versteifung der Gelenke, Verhärtung von Organen, Herzinfarkt. Zellen sterben und die ersten Organe reagieren mit Funktionseinschränkung. Die Ausscheidung und Körperregulation sind zunehmend blockiert.

6. Zellveränderung (Krebs): Sauerstoff- und Nährstoffversorgung sowie der Abtransport von Schlacken sind schwer eingeschränkt. Es kommt zu Zellwachstum.

Stadien der Übersäuerung

Es gibt verschiedene Stadien der Schwere einer Übersäuerung.

1. Grad: Idealzustand

Der Säure-Basen-Haushalt (Homöostase) ist im Gleichgewicht. Es gibt keinen Mangel an Pufferstoffen.

2. Grad: Latente Azidose oder versteckte Übersäuerung

Unsere Pufferreserven werden weniger, ohne dass sich der pH-Wert ändert, denn die Säuren können noch abgepuffert werden. Unsere Speicherdepots wie das Bindegewebe werden bereits mit Säuren gefüllt und die Basendepots bereits geleert. Die meisten fühlen sich bis auf kleine Beschwerden wie Kopfschmerzen, Müdigkeit, kalte Füße, Verstopfung, Kribbeln oder Allergien ganz gesund. Alle diese Anzeichen für Übersäuerung werden auf andere äußere Ursachen geschoben.

3. Grad: Akute Azidose oder vorübergehende Übersäuerung

Mit einer akuten Infektionskrankheit sind wir schnell in einer akuten Azidose. Fieber oder Entzündungen sorgen verstärkt für eine saure Stoffwechsellage. Unsere Ausscheidungsorgane arbeiten auf Hochtouren, um durch Entzündungen, Fieber, Erbrechen oder Durchfall Toxine auszuscheiden. Wenn genügend Basenreserven vorhanden sind, stellt sich das Gleichgewicht wieder ein.

4. Grad: Chronische Azidose oder chronische Übersäuerung

Hier finden wir die chronischen Krankheiten wie Rheuma, Bronchitis, Asthma und Arthrosen. Die Basenreserven sind zunehmend erschöpft und erste Organveränderungen beginnen.

5. Grad: Lokale Azidose oder örtliche Übersäuerung

Durchblutungsstörungen durch die Säurestarre der roten Blutkörperchen, verminderte Fließfähigkeit des Blutes und Blutgerinnsel durch die Erhöhung des Fibrinogens können zu Herzinfarkt oder Schlaganfall führen. Aber auch Bandscheibenvorfall oder Abszesse gehören zu typischen Krankheitsbildern.

6. Grad: Säuretod

Die Säurekatastrophe: tödlicher Gehirn- oder Herzinfarkt, Nierenversagen, Krebs oder Zuckerkoma.

So stellen Sie eine Übersäuerung fest

Viele unterschiedliche Symptome deuten auf eine Übersäuerung hin. Wir Menschen brauchen aber meist wissenschaftliche Beweise, um unser Verhalten zu verändern. Aber was misst man? Vielleicht das Blut? Was so nahe liegt, hat leider nicht viel Sinn. Denn zum einen schwankt der pH-Wert unseres Blutes laufend, wenn auch nur in ganz kleinem Rahmen zwischen 7,35 und 7,45. Noch wichtiger: Was unsere Beschwerden hervorruft, ist nicht unser übersäuertes Blut, sondern vielmehr die ständige Verminderung der Pufferkapazitäten. Die führt nämlich zu einer latenten Azidose. Allerdings lassen sich trotzdem aus dem Blut Messwerte gewinnen, die eine latente Azidose belegen. Dieser Bluttest nach Jörgensen muss allerdings in der Arztpraxis durchgeführt werden.

Eine Blutanalyse ist zur genauen Diagnose unumgehbar.

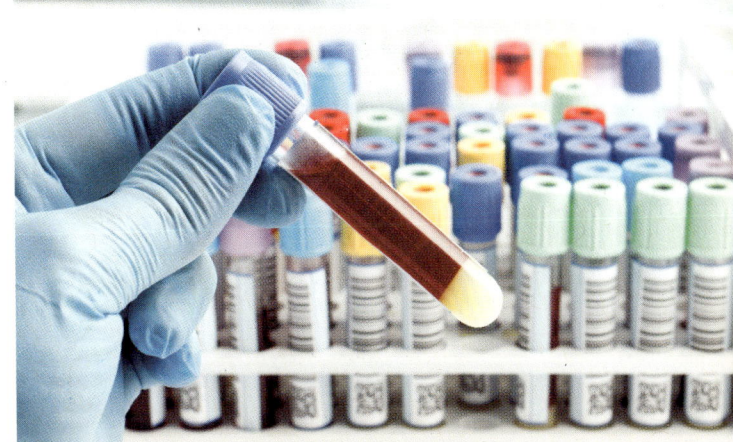

Urinprobe – der einfache Test

Die zweite Möglichkeit ist, die Säure dort festzustellen, wo sie ausgeschieden wird: im Urin. Das ist grundsätzlich möglich. Nur: Eine einzige Urinprobe hat da keine wirkliche Aussagekraft. Ist unser Urin sauer, kann einerseits eine Übersäuerung vorherrschen, es kann aber auch sein, dass unser Körper noch fähig ist, sich der

---

INFO

KONKRETE KRANKHEITSSYMPTOME

- *Kopfbereich:* Kopfschmerz ohne ersichtliche Ursachen, Entzündungen der Stirn- und Nasennebenhöhlen, allergische Reaktionen, Karies, Ohrgeräusche, Schwindel
- *Brustbereich:* Atemwegserkrankungen, Herzdruck ohne EKG-Befund, Herzrhythmusstörungen
- *Bauchbereich:* Sodbrennen, Magenschmerzen, Magenkrämpfe, Magengeschwür, Gallen-, Nieren- und Blasensteine, Reizblase, Schwangerschaftsübelkeit
- *Wirbelsäule und Gelenke:* Osteoporose, langsame Knochenbruchheilung, Weichteilrheuma, Arthrosen, Bandscheibenschäden
- *Haut:* Akne, Allergien, Neurodermitis, Schweißgeruch, trockene Haut, entzündete Haut, Pilzerkrankung
- *Nervensystem:* Antriebsschwäche, chronische Müdigkeit, Schlaflosigkeit, Energielosigkeit, depressive Verstimmung, Neuralgien

überschüssigen Säuren über die Nieren zu entledigen. Zum anderen zeigt der Urin eines gesunden Menschen über den Tag gemessen ganz unterschiedliche pH-Werte. Schon 1953 beschrieb einer der Pioniere auf dem Gebiet des Säure-Basen-Haushaltes ein Verfahren, das Rückschlüsse auf die vorhandenen Pufferkapazitäten erlaubt (→ Seite 57 »Der Urintest nach Sander«).
Nachteil: Sie müssen die Proben in ein Labor einschicken. Aber es geht einfacher. Mit einem einfachen Lackmuspapier aus der Apotheke können Sie ganz ohne Arzt und Labor den Säuregehalt Ihres Urins messen und daraus Rückschlüsse auf Ihren persönlichen Übersäuerungsgrad ziehen.

So testen Sie Ihren Urin selbst

Die Säureausscheidung über die Nieren unterliegt einem bestimmten Rhythmus, der hauptsächlich vom 24-Stunden-Rhythmus unserer Leber bestimmt wird. Deshalb ist eine einzige Messung des Urins wenig aussagekräftig. Neben der Grundversorgung an basischen Pufferreserven, die dafür sorgen, dass unser Blut-pH-Wert stabil bleibt, kommt es abhängig von der Tageszeit und den Mahlzeiten zu sogenannten Basenfluten. Jede Mahlzeit regt die Produktion von Magensaft, aber auch von Natriumbikarbonat an, das dann die erwähnte Basenflut verursacht. Im Blut fällt sie nicht weiter auf, da dort die Basenreserven gleichmäßig gehalten werden. Wohl aber kann unser Harn einen deutlich basischen pH-Wert annehmen. Morgens nach dem Aufstehen, wenn die letzte Mahlzeit lange zurückliegt, ist Ebbe in unserem Basenmeer, und unser Urin wird deutlich sauer sein. Deshalb wird man mit einer Urinmessung wenig Aufschluss über seinen Übersäuerungszustand erhalten. Vielmehr müssen Sie Ihre persönliche Harnsäurebestimmung mit insgesamt fünf Messungen dem biologischen Tagesrhythmus anpassen. Besorgen Sie sich dazu Teststreifen aus der Apotheke mit einem Bereich von pH 5,0 bis pH 8,0 und halten Sie diese Indikatorpapierchen direkt in den Urinstrahl. Anhand der Verfärbung lesen Sie den Säuregehalt Ihres Urins ab und tragen den Wert in ein Diagramm ein.

Probe 6 Uhr morgens

Dieser erste Urin des Tages wird beim Gesunden sauer sein, denn erstens fehlen mangels Nahrung die Basenfluten, und zweitens werden die nachts angefallenen Säuren ausgeschieden. Der Harn kann dabei pH-Werte zwischen 5,0 und 7,0 annehmen. Der Teststreifen färbt sich normalerweise gelblich. Es ist also ganz normal, dass der Urin morgens sauer ist.

Probe 9 Uhr morgens

Zwei bis drei Stunden nach dem Frühstück fällt diese zweite Probe durch die Basenflut nach dem Frühstück neutral bis leicht basisch aus. Der pH-Wert sollte zwischen 7,0 und 8,0 liegen.

Probe 12 Uhr mittags

Probe bitte kurz vor dem Mittagessen nehmen. Die Basenfluten des Frühstücks sind weitestgehend abgebaut.
Salzsäure und Natriumbikarbonat haben sich im Zwölffingerdarm wieder neutralisiert, der Rest an Basen hat
die Basenreserven unseres Blutes aufgefüllt, das Bindegewebe von Säureresten freigespült oder wurde mit dem
Harn ausgeschieden. Dazu kommt, dass unser normaler
Stoffwechsel bis dahin neue Säuren produziert hat. Der
pH-Wert unseres Harns sollte zwischen 7,0 und 7,5 liegen.

Probe 15 Uhr nachmittags

Noch unter der Einwirkung der mittäglichen Basenflut
sollte unser Urin-pH-Wert einen deutlichen Sprung ins
Basische machen. Die pH-Werte liegen bei gesundem
Säure-Basen-Haushalt zwischen 7,5 und 8,5.

Probe 18 Uhr abends

Vor dem Abendessen zeigt sich wieder ein Säureüberschuss. Die letzte Basenflut ist Stunden zurück, und
unser normaler Stoffwechsel hat neue Säuren produziert, was keinesfalls als Übersäuerung zu werten ist. Wer
jetzt genügend Basenreserven hat, dessen Urin wird nur
leicht im sauren Bereich landen. PH-Werte zwischen 7,0
und 8,0 sind normal. Haben Sie keine Angst, wenn die
Werte etwas darüber oder darunter liegen. Wichtig ist
erst einmal, dass sich der pH-Wert »bewegt« und nicht
über den ganzen Tag im sauren Bereich bleibt.

Interpretation des Kurvenverlaufes

Die Tageskurve, die sich durch die fünf Harnproben ergibt, hat bei einem gesunden Menschen einen typischen Zick-Zack-Verlauf. Es geht also nicht darum, den Urin kontinuierlich basisch zu halten, denn gerade der Rhythmus zwischen basisch und sauer zeichnet einen gesunden Säure-Basen-Haushalt aus! Versuchen Sie also nicht, durch übermäßige Basenzufuhr im basischen Bereich zu bleiben. Die Kurve von Zuckerkranken ist häufig eine Gerade im sauren Bereich. Ebenso Kurven, die unbeeindruckt von den Basenfluten, die durch die Mahlzeiten ausgelöst werden, sich kaum aus der »Säuregeraden« bewegen und erst abends wieder einen normalen Säurepegel erreichen, deuten auf eine saure Stoffwechsellage hin.

Wer über mehrere Tage gemessen häufig unter oder über der angegebenen Schwankungsbreite liegt, kann sich mit einer einfachen Probe zusätzlich Klarheit verschaffen: Trinken Sie morgens auf nüchternen Magen 3 Gramm Natriumbikarbonat oder 4 Tabletten Bullrichsalz, in einem Glas warmem Wasser aufgelöst. Das Frühstück müssen Sie an diesem Tag ausfallen lassen. 2 bis 3 Stunden später messen Sie mit einem Indikatorpapier aus der Apotheke Ihren Harn. Er sollte dann basisch sein. Ist das nicht der Fall, so ist eine Störung Ihrer Säure-Basen-Bilanz sehr wahrscheinlich und Sie sollten sich ärztlich untersuchen lassen. Eine entsäuernde Therapie ist dann dringend angesagt.

DER URINTEST NACH SANDER

Ein Pionier auf dem Gebiet des Säure-Basen-Stoffwechsels war Friedrich Sander, der schon 1953 eine diagnostische Methode zur Erfassung des Säure-Basen-Haushaltes beschrieb. Grundlage war die Erkenntnis, dass zu verschiedenen Tageszeiten, hauptsächlich abhängig vom Leberrhythmus, auch unterschiedliche Mengen an Säuren und Basen mit dem Harn ausgeschieden werden. Die logische Konsequenz: Die Pufferkapazität des Harns wird anhand eines Tagesprofils bestimmt. Das erfordert Urinproben um 6 Uhr, 9 Uhr, 12 Uhr, 15 Uhr und 18 Uhr. Ein Labor bestimmt zunächst den pH-Wert der Proben. Danach werden mit basischem Natriumbikarbonat (NaOH) und saurer Salzsäure (HCl) die Messzahlen für die Pufferkapazitäten (Azidtätsquotient = AQ-Werte) im sauren und basischen Bereich bestimmt und in Form eines Tagesprofils dargestellt. Daraus berechnet sich dann ein Index als Maß für die gesamte Pufferkapazität des Harns. Die Methode nach Sander ermittelt also nicht nur die pH-Werte, sondern auch die noch vorhandenen Pufferkapazitäten.

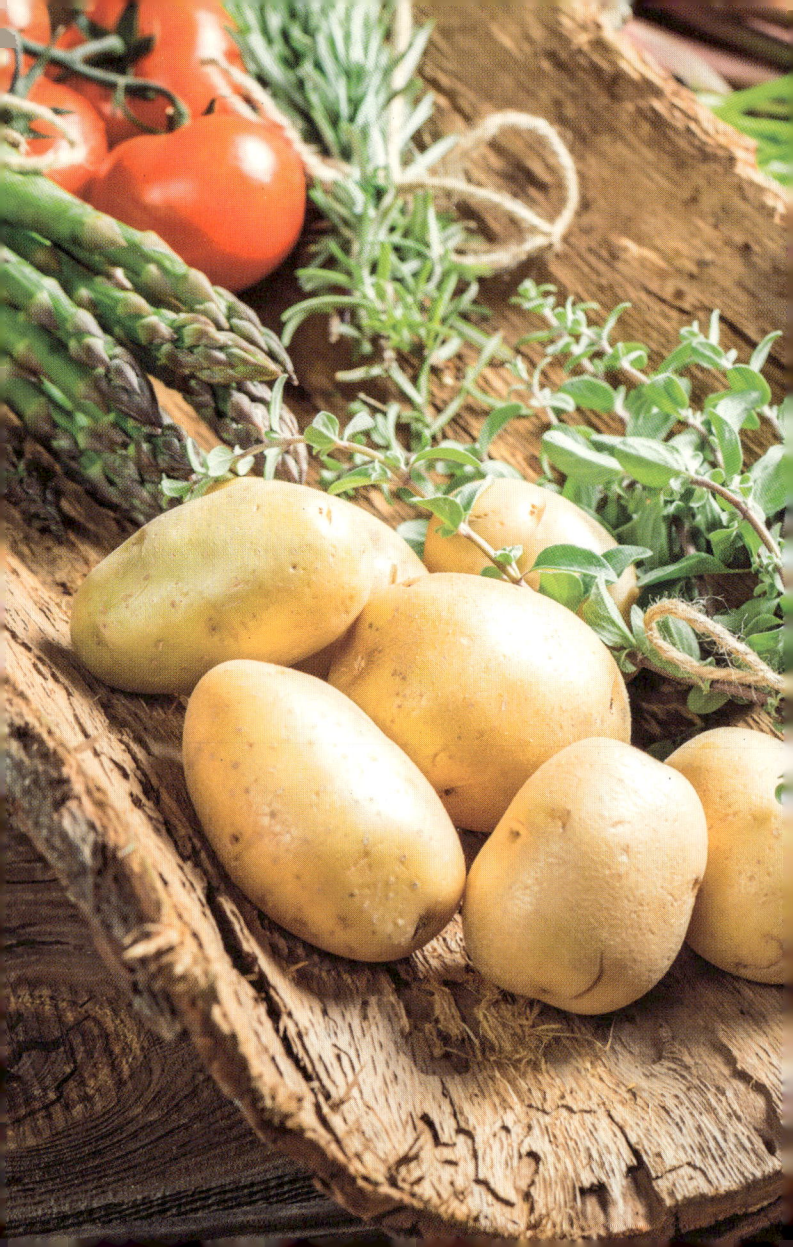

Fit
durch basische
Ernährung

Hier erfahren Sie, welche Lebensmittel besonders hilfreich für einen ausgewogenen Säure-Basen-Haushalt sind.

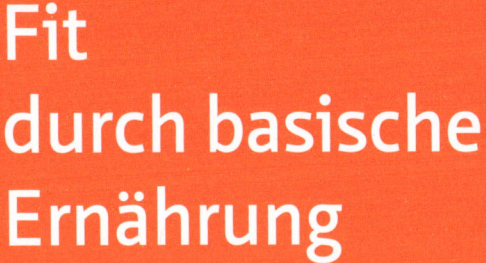

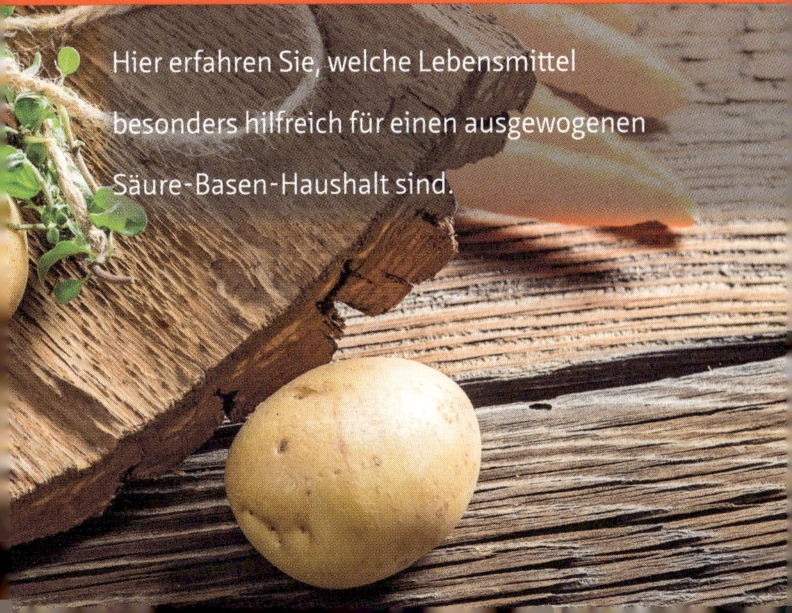

Essen Sie sich gesund

Die richtige Ernährung ist die erste und wichtigste Maßnahme, um einen gestörten Säure-Basen-Haushalt wieder ins Lot zu bringen. Das ist nicht einmal schwierig, liefert uns doch die Natur alles, was wir dazu brauchen. Doch wie sieht es eigentlich mit den Bedürfnissen des Körpers und unserem Essverhalten aus? Übergewicht und Fehlernährung sind Zivilisationskrankheiten, die weitreichende Auswirkungen haben.

Grundpfeiler für Fitness und Wohlbefinden

Viele Menschen tun meist ganz unbewusst etwas für ihren Säure-Basen-Haushalt, indem sie versuchen, ein paar Pfunde loszuwerden. Erfolg versprechend wird dieses Vorgehen, wenn man nach erfolglosen Null-Diäten endlich dazu übergeht, die Ernährung umzustellen, und vielleicht den entscheidenden Schritt mit einer sanften Fastenkur beginnt. Übergewicht und eine Störung des Säure-Basen-Haushaltes stehen nämlich in einem engen Zusammenhang. Beide Male hat es etwas mit falscher Ernährung zu tun, mit einem Mangel an basischen Mineralstoffen, mit zu wenig Bewegung, und in vielen Fällen ist es auch chronischer Stress, der uns dazu veranlasst, Süßigkeiten und Genussgifte wie Alkohol und Kaffee zu uns zu nehmen – alles Dick- und Sauermacher. Und die Verschlackung unseres Bindegewebes mit Säuren ist oftmals der Grund, warum keine noch so »rabiate«

Fastendiät gelingt. Übrigens kommen viele der sogenannten Fastenkrisen daher, weil beim Hungern Gifte
und Säuren gelöst werden, die zu Kopfschmerzen,
Müdigkeit oder Schwindel führen.

So essen Sie richtig

Fakt ist, dass die allermeisten von uns zu viel zu sich
nehmen. Doch statt einer radikalen Diät ist eine sinn-
volle Einschränkung der Nahrungszufuhr der richtige
Weg. Nicht nur weniger, sondern anders essen ist angesagt, wenn man sich gesund und basenreich ernähren
will. Wir essen mittlerweile aus den unterschiedlichsten
Gründen. Schon lange ist nicht nurmehr der Hunger der
einzige Grund. Aber auch wo und wie wir Nahrung zu uns
nehmen, hat sich grundsätzlich gewandelt. So knabbert
man zum Beispiel beim Lesen oder Fernsehen vor sich
hin und nimmt ganz unbewusst Kalorie für Kalorie und
Säure für Säure auf. Auch wer an den unterschiedlichsten
Orten isst, im Stehen, beim Gehen, vor dem Fernseher,
schon während des Kochens, am Arbeitsplatz, nimmt
meist zu viel und Falsches zu sich, da er dem Essen zu
wenig Aufmerksamkeit schenkt. Die Nahrung wird dabei
in der Regel kaum gekaut und deshalb nur wenig einge-
speichelt.
Wer einer Übersäuerung entgegenwirken will, sollte
dagegen langsam essen und lange kauen, denn unser
Speichel ist basisch, und schlecht zerkaute Nahrung gärt
im Darm und bildet Säuren.

BASENREICHE ERNÄHRUNG

INFO

- *Weniger Alkohol:* Seltener und weniger Alkohol trinken. Einfach mal nur ein Glas Wein zur Pasta.
- *Weniger Fett:* Butter und Margarine nur sparsam verwenden. Bei Zimmertemperatur lassen sie sich dünner aufstreichen. Etwas abgekühlter Toast saugt weniger Butter. Unter Umständen auf Frischkäse umsteigen. Bei der Zubereitung von Speisen möglichst wenig Bratfett verwenden. Frittiertes und Paniertes sind tabu.
- *Weniger Fertigprodukte*: Die Inhaltsliste sagt alles. Wenn die Fette am Anfang stehen, Finger weg. Naturbelassene Lebensmittel sind fettärmer.
- *Weniger Süßigkeiten:* Süßigkeiten bestehen aus Zucker und Fetten. Schokolade, Kuchen und Eiscreme landen direkt auf der Hüfte und überfluten den Körper mit Säure.
- *Weniger Wurst und Fleisch:* Nur mageres Fleisch kaufen und sichtbare Fettränder entfernen. Bei Wurst lässt sich das billige Fett oftmals schwer erkennen. Auch in vielen Käsesorten stecken reichlich Fette. Camembert hat etwa 50-mal mehr Fett als ein Harzer Käse.
- *Mehr Obst, Gemüse und Salat:* Besonders wertvoll, weil sie basisch, fettfrei und mit lebenswichtigen Vitalstoffen für Stoffwechsel und Verdauung ausgestattet sind.

Wasser: unser wichtigstes Lebensmittel

Wir trinken zu wenig, und dabei ist Wasser lebenswichtig. Wir können längere Zeit ohne feste Nahrung auskommen, aber nur etwa drei Tage ohne Wasser überleben. Eine ausreichende Zufuhr dieses lebensnotwendigen Elixiers ist dringend erforderlich, da unser Körper täglich mindestens 2,5 Liter Wasser verliert. Diese Wassermenge müssen wir täglich wieder zuführen. Beim Abbau von Nahrung entstehen etwa 0,3 Liter Wasser aus Oxidation, und feste Nahrung liefert noch einmal durchschnittlich 0,7 Liter Wasser. Daraus folgt: Wir müssen mindestens 1,5 Liter trinken, um den täglichen Wasserverlust wieder auszugleichen. Bei Fieber, schweißtreibender Arbeit oder sportlicher Betätigung erhöht sich der Flüssigkeitsbedarf entsprechend. Bei längerfristigem Flüssigkeitsdefizit

Trinken Sie ausreichend viel Mineralwasser, um gesund zu bleiben!

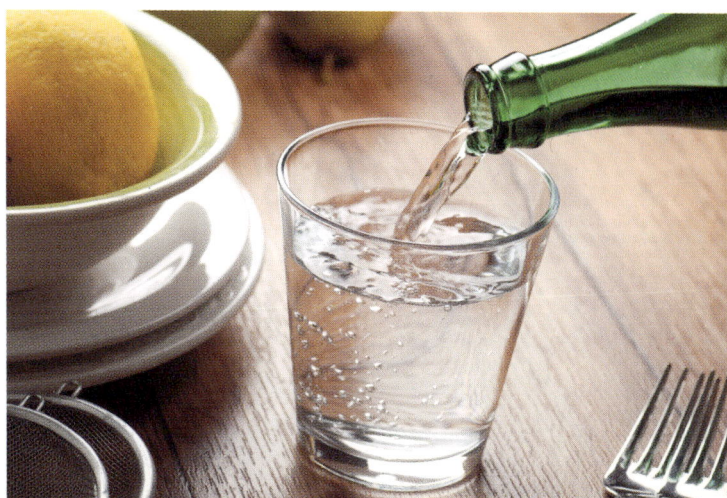

kommt es zu einer Eindickung des Blutes. Je »zäher« aber das Blut wird, desto schlechter fließt es durch unsere Organe. Die werden nicht ausreichend mit Sauerstoff und Nährstoffen versorgt. Gleichzeitig werden die »Abfallprodukte« des Stoffwechsels schlechter abtransportiert. Das betrifft auch die Region der Hirngefäße. Zwischen unserem Säure-Basen-Haushalt und Wasser besteht ein einfacher Zusammenhang: Unsere Nieren können nur dann genügend Säuren ausscheiden, wenn diese Stoffwechselreste vorher aus unserem Bindegewebe ausgeschwemmt worden sind und sie selbst auch mit ausreichend Wasser durchspült werden. Am besten ist es, wenn Sie über den Tag verteilt kontinuierlich kleine Mengen, etwa 0,2 Liter, trinken. Die Neigung zur Magenentleerung steigt zunächst in Abhängigkeit von der Trinkmenge an. Wer mehr als einen halben Liter auf einmal trinkt, bewirkt allerdings das Gegenteil. Außerdem überdehnt zu viel Wasser Ihren Magen, was schnell Bauchschmerzen verursachen kann.

WASSERKUNDE

INFO

Für »Entsäuerer« ist der Gehalt an Natriumbikarbonat bei Mineralwasser wichtig. Ihr bevorzugtes Wasser sollte mindestens 600 Milligramm von diesem auch Hydrogenkarbonat bezeichneten Mineralstoff beinhalten.

Wertvolle basische Nahrung

Wenn auch die Gesundheit von den verschiedensten Faktoren abhängig ist, so ist die Ernährung doch einer der wesentlichsten. Das Verhältnis der Nährstoffe in der Nahrung und der Energiegehalt müssen stimmen. Bei einer basischen Ernährung dürfen Sie weiterhin fast alles essen. Nur: Ihr Speiseplan muss überwiegend basisch sein.

> Die Grundregel lautet:
> Essen Sie viermal so viel Basenspender
> wie Säurebildner!

Das entspricht in etwa dem Säure-Basen-Verhältnis in einem gesunden Körper. Und wer sich nach diesem Mengenverhältnis ernährt, hat gute Chancen, seinen übersäuerten Körper wieder ins Lot zu bringen. Die meisten Menschen essen mehr Säurebilder wie Fleisch, Fast Food, Weißmehl, Zucker, Kaffee, kohlensäurehaltige Getränke und Alkohol. Basenbilder wie Obst und Gemüse schlagen nur mit etwa 20 % oder noch weniger zu Buche. Über einen längeren Zeitraum hinweg sollte man aber etwa 55 bis 60 % der täglichen Energiezufuhr als Kohlenhydrate, 25 bis 30 % als Fett und 10 bis 15 % als Eiweiß zu sich nehmen. Geht man von einem Tagesbedarf von rund 2.000 kcal aus, entspräche das 320 Gramm Kohlenhydraten, 60 Gramm Fett und 45 Gramm Eiweiß.

Basen kommen von außen

Während wir keine zusätzlichen Säuren benötigen, da sie sowohl von außen zugeführt werden als auch von unserem Körper produziert werden, müssen Basen regelmäßig von außen über die Nahrung zugeführt werden. Deshalb kommt es fast nie vor, dass wir zu basisch werden. Welche Nahrung aber ist nun basisch, welche basenbildend, welche sauer und welche säurebildend? Nicht das, was sauer schmeckt, führt zur Übersäuerung, sondern das, was im Verdauungsprozess in unserem Körper zu Säure verstoffwechselt wird. So macht zu viel Zucker den Körper sauer, Essig oder Zitronensäure dagegen wirken sich basisch aus.

Noch etwas Grundsätzliches vorweg: Es kommt bei der Aufstellung Ihres Speiseplans nicht darauf an, von jetzt an nur noch basische Nahrungsmittel zu sich zu nehmen. In vielen sauren Nahrungsmitteln befinden sich wertvolle Mineralstoffe und Spurenelemente. Zudem ist das Verhältnis von Säuren zu Basen für die Funktion unserer Stoffwechselvorgänge im Organismus von großer Bedeutung. Wer 80 % basische und 20 % saure Speisen zu sich nimmt, unterstützt das Gleichgewicht zwischen Säuren und Basen.

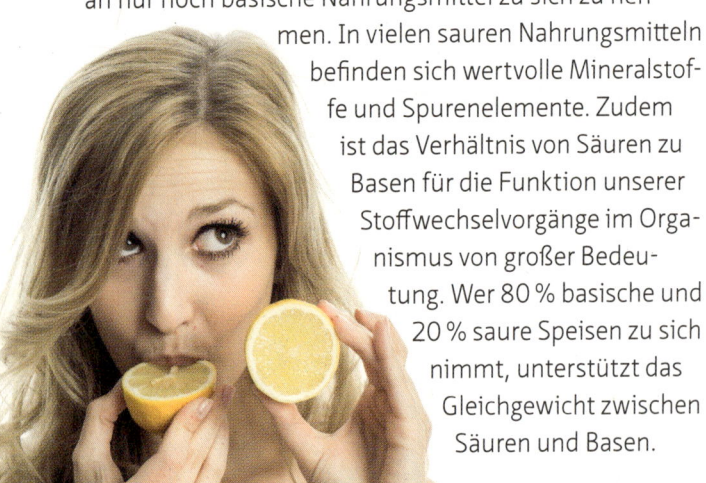

Säurebildende Speisen

Während des Verdauungsprozesses und der Weiter-
verwertung in unseren Zellen entstehen saure Substanzen. Die größten Säurebildner sind Zucker und zucker-
haltige Speisen (Haushaltszucker, Schokolade, Kuchen,
Eiscreme, Bonbons, Marzipan), Weißmehl und Weißmehlprodukte (Weißbrot, Toastbrot, Nudeln), Kaffee,
Alkohol.

Säurelieferanten

Sie kommen von vornherein schon mit sauren Substan-
zen wie Schwefel, Phosphor, Chlor, Jod, Silizium oder
Fluor auf unseren Tisch. Manche wie etwa Fleisch oder
Wurst sind zusätzlich Säurenbildner, sodass sie in unse-
rer Basenbilanz doppelt negativ zu Buche schlagen. Die
größten Säurelieferanten sind Fleisch- und Wurstwaren,
Wild und Geflügel, Eier (Eiweiß ist säureüberschüssig,
Dotter ist basisch), Käse.

Basische oder basenbildende Nahrungsmittel

Diese enthalten meist auch noch wichtige basische
Mineralstoffe wie Natrium, Kalium, Eisen, Zink oder
Mangan. Die besten Basenbildner sind Gemüse (allen
voran die Kartoffel), Obst, stilles Mineralwasser, rohe
Milch sowie viele der herkömmlichen Gewürze und
Kräuter wie Petersilie, Thymian und Schnittlauch. Auch
saures Obst wie Zitronen bildet nach dem Stoffwechsel
Basen im Körper.

INFO

KURZ UND KNAPP

Reduzieren Sie, wenn Sie Ihren Körper entsäuern möchten, folgende Lebensmittel: Weißen Zucker, raffiniertes Weißmehl, raffinierte Fette und Öle, Kaffee, Alkohol, Cola, Schokolade, Bonbons, Wurst, Fleisch und Fisch. Diese Lebensmittel gleichen Übersäuerungsprobleme aus: Kartoffeln, Milch, Sahne, Quark, frische Molke, Mandeln, Paranüsse, Dörrfrüchte (außer Aprikosen), Obst, Gemüse.

Stark säurebildend:
- Fleisch, Wurst
- Fisch
- Eier
- Käse
- Süßwaren
- Weißmehlprodukte
- Alkohol
- Kaffee

Schwach säurebildend:
- Quark
- Sahne
- Vollkornprodukte
- Nüsse

Stark basenbildend:
- Blattsalate
- Gemüse
- Obst
- Kartoffeln

Schwach basenbildend:
- Milch
- Trockenobst
- Pilze
- Hülsenfrüchte

Neutrale Nahrungsmittel

Sie tragen kaum etwas zur Neutralisierung
von Säuren bei, wirken selbst aber auch
nicht sauer.
Neutrale Nahrungsmittel sind
kalt gepresste Öle, Leitungswasser,
Butter, Walnüsse.

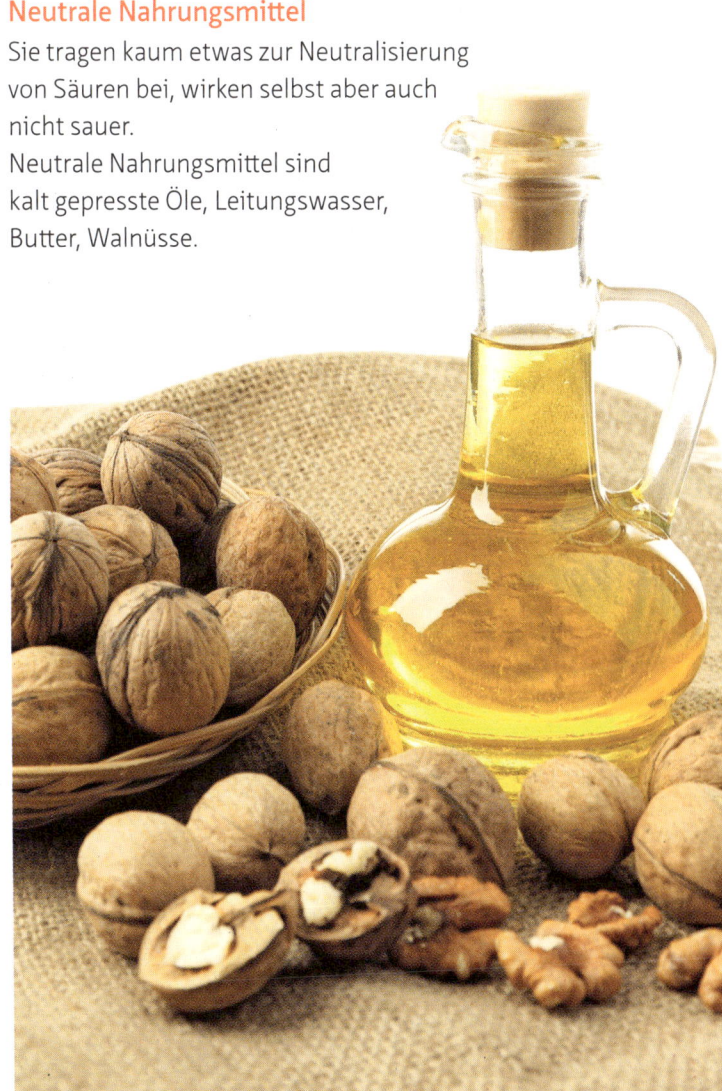

Basisch dank Obst und Gemüse

Schlank sein wollen wir doch alle – und natürlich schön und möglichst lange jung. Das Wichtigste aber ist es, gesund zu sein. Denn wer krank ist, wer chronisch übersäuert ist, der ist meist übergewichtig, altert schneller und ist schlecht gelaunt. Und Schönheit, sagt man, kommt auch von innen. Richtige Ernährung leistet also ihren Beitrag.

TIPP

Darauf sollten Sie beim Einkauf und bei der Verarbeitung von Obst und Gemüse achten:

- *Ausgereifte, aber nicht überreife Früchte kaufen.*
- *Möglichst Obst und Gemüse der Saison verwenden und einheimische Sorten vorziehen.*
- *Freilandanbau oder kontrollierten ökologischen Anbau bevorzugen.*
- *Möglichst frisch verwenden.*
- *Gemüse (außer Salat) sofort waschen und kühl aufbewahren.*
- *Früchte unzerkleinert in kaltem Wasser waschen. Nicht im Wasser liegen lassen.*
- *Das Innere von Kohlköpfen und Salat entfernen (nitrathaltig).*
- *Bei der Zubereitung nur frische Kräuter und Gewürze verwenden.*

Gesunde Ernährung hat nichts mit Verzicht oder Körner-
nahrung zu tun. Vielmehr ist es ein Neuentdecken von
unverfälschtem Geschmack.

Das gilt auch für einen Speiseplan, auf dem Obst
und Gemüse möglichst oft vorkommen. Denn nichts
schmeckt natürlicher und liefert mehr und besser
verwertbare lebenswichtige Substanzen für unseren
Körper als Obst und Gemüse. Beide rangieren in den
Säure-Tabellen fast ausschließlich im basischen Bereich.
Sie liefern je nach Sorte Kohlenhydrate, Aminosäuren,
Vitamine, Mineralstoffe, Spurenelemente, Enzyme, organische Säuren, Gerbstoffe und Aromastoffe.

Viele Untersuchungen haben längst erwiesen, dass die
Kombination dieser wertvollen Stoffe, wie sie in Obst
und Gemüse ganz natürlich vorkommen, eine vielfach
höhere Wirkung erzielt, als die einzelnen Substanzen es
für sich zu leisten vermögen.

Warum stecken Pflanzen all die für uns so wertvollen
Nährstoffe in ihre Früchte, fragt man sich? Sicher nicht,
um uns Menschen etwas Gutes zu tun. Vielmehr sind
die Früchte die wichtigsten Fortpflanzungsorgane der
Pflanzen. Sie liefern dem Menschen eine Menge von
Heilmitteln zum Schutz vor Infektionen, Arteriosklerose, Krebs und Herzkrankheiten. Das wohlschmeckende
Fruchtfleisch mit all seinen wertvollen Nährstoffen
enthält nahezu kein Fett!

Frische Früchte versorgen uns mit einer ganzen Reihe
von lebenswichtigen Enzymen. Das sind Eiweißverbin-

dungen, die für den gesamten Stoffwechsel von großer Bedeutung sind. Die Anwesenheit dieser biologischen »Katalysatoren« ist notwendig, um die Nahrungsbestandteile so aufzuspalten, dass sie durch die Membranen des Dünndarms in den Nährkreislauf unseres Körpers gelangen können.

Übrigens: Alle Eiweißverbindungen, also auch Enzyme, sind hitzeempfindlich und verlieren schon bei über 40 °C ihre Wirksamkeit. Deswegen sollte Gemüse schonend gegart werden. Besonders bei Kohlgemüsen und Spinat kann das Garen die Freisetzung fettlöslicher Vitamine fördern.

Vitamine

Mindestens genauso wichtig wie Enzyme sind für uns Vitamine. Diese organischen Stoffe braucht unser Körper für lebenswichtige Aufgaben: Sie schützen vor Schadstoffen, ermöglichen die Energiegewinnung in unserem Organismus, verbessern die Aufnahme von Mineralstoffen, verringern das Herzinfarkt-Risiko und schützen uns vor den sogenannten freien Radikalen. Das ist enorm wichtig, denn sie bombardieren unsere Zellen, beschädigen oder zerstören sie. Da sie Sauerstoff enthalten und eine Reaktion mit Sauerstoff Oxidation heißt, nennt man die Stoffe, die freie Radikale abfangen, auch Antioxidantien. Neben dem Vitamin C gehören Vitamin E und das Beta-Karotin, die pflanzliche Vorstufe von Vitamin A, zu diesen Stoffen.

Da Vitamine nicht oder nur ungenügend von unserem Körper produziert werden, müssen wir sie unbedingt mit der Nahrung aufnehmen. Dabei ist die Unterscheidung zwischen wasserlöslichen und fettlöslichen Vitaminen wichtig, denn die wasserlöslichen können wir nur in sehr geringem Umfang speichern. Viel hilft da leider nicht viel – denn Überschüsse werden umgehend über die Nieren mit dem Urin ausgeschieden. Wasserlösliche Vitamine braucht unser Körper also jeden Tag von Neuem. Die fettlöslichen Vitamine dagegen werden im Körperfett gespeichert, sodass man für gewisse Zeit Reserven hat. Bei zu hoher Zufuhr an fettlöslichen Vitaminen kann es aber auch zu einer Überversorgung und damit zu Gesundheitsschäden kommen. Über die Nahrung ist das praktisch nicht möglich, aber bei Ergänzungsmitteln ist besonders bei den Vitaminen A und D Vorsicht geboten.

EMPFINDLICHE STOFFE

INFO

Nur wirklich sorgfältig zubereitete Nahrung hat noch die Mehrzahl ihrer Vitamine, denn folgende vier Elemente sind deren Hauptfeinde:

- Licht (bei Lagerung)
- Sauerstoff aus der Luft (bei Lagerung)
- Hitze (beim Garen)
- Wasser (beim Waschen)

Entsäuerungsmineralien

Mineralstoffe (→ Seite 26 ff.) und Spurenelemente sind für die Stoffwechselvorgänge lebensnotwendig. Ihrer Konzentration im Körper nach werden die Mineralstoffe in Mengen- und Spurenelemente unterschieden. Von den Mengenelementen Natrium, Chlor, Kalium, Kalzium, Phosphor und Magnesium werden pro Tag mehrere Gramm benötigt und aufgenommen. Die Spurenelemente Eisen, Fluor, Zink, Silizium, Kupfer, Vanadium, Zinn, Selen, Mangan, Jod, Nickel, Molybdän, Chrom und Kobalt kommen nur in sehr geringen Mengen (Spuren) vor. Bedarf und Aufnahme pro Tag liegen oft unter dem Milligrammbereich.

Mineralstoffe müssen wir täglich mit der Nahrung neu zu uns nehmen, da unser Organismus sie in der Regel nicht selbst produzieren kann. Der Bedarf an den verschiedenen Mineralstoffen und Spurenelementen kann beim Einzelnen je nach individueller Belastung und körperlicher Verfassung stark variieren.

Folgende Mineralstoffe und Spurenelemente sind beim Entschlacken, Entsäuern und Abnehmen besonders wichtig:

Kalium und Natrium
- Obst: Äpfel, Kirschen, Weintrauben, Aprikosen, Bananen, Mangos
- Gemüse: Artischocken, Mangold, Möhren, Kohlrabi, Rote Bete

Magnesium
- Obst: Bananen, Brombeeren, Kiwis, Passionsfrüchte
- Gemüse: Spinat, Grünkohl, Rote Bete

Zink
- Gemüse: Bohnen
- Sonstiges: Hülsenfrüchte, Vollkornbrot

Eisen
- Obst: Himbeeren, Brombeeren, Erdbeeren
- Gemüse: Sellerie, Spinat, Möhren

Kupfer
- Obst: Pflaumen, Brombeeren
- Gemüse: Linsen, Champignons

Chrom
- Obst: Pflaumen
- Gemüse: Spinat, Maiskeimöl

Kalzium
- Obst: Orangen, Himbeeren, Kiwis, Stachelbeeren
- Gemüse: Brokkoli, Grünkohl, Blumenkohl

Mangan
- Obst: Bananen
- Gemüse: Blattgemüse

Sekundäre Pflanzenstoffe

Sie machen Chilis scharf, Pampelmusen bitter, färben Tomaten rot und lassen uns beim Zwiebelschneiden die Augen tränen: die sogenannten »sekundären Pflanzenstoffe«. Früher als schädlich abgestempelt, haben sie sich heute zum Lieblingskind der Ernährungsforschung entwickelt, da ihnen gesundheitsfördernde Wirkungen zugeschrieben werden. Ihre positiven Eigenschaften reichen von antibiotischer über desinfizierende Wirkung bis hin zur Stärkung des Immunsystems.

Kohlenhydrate

Früchte schmecken meist süß. Das liegt an den im Obst enthaltenen Kohlenhydraten, die in Form von Glukose (Traubenzucker), Fruktose (Fruchtzucker) und Saccharose vorliegen. Sie gehen ohne Verdauungsarbeit direkt ins Blut, liefern schnell verfügbare Energie und erhöhen den Blutzuckerspiegel.

Ballaststoffe

Ballaststoffe gehören ebenso zur Gruppe der Kohlenhydrate. Sie liefern allerdings keine Energie, sondern passieren meist unverändert unseren Körper und fördern so die Verdauung. Der Zellwandbestandteil Zellulose ist wasserunlöslich und wird von den Enzymen des Magen-Darm-Traktes nicht »verdaut«. Er geht wie eine Art Kehrbesen durch den Darm, wo er Giftstoffe und Abfälle mit sich nimmt und aus dem Körper ausscheidet. Bei intakter Verdauung funktioniert das. Bei Rohkostnovizen kann es aber zu Blähungen kommen. Frisch gepresste Fruchtsäfte können da hilfreich sein, da sie weniger hohe Anforderungen an unseren Verdauungsapparat stellen und trotzdem noch sehr viele der wertvollen Faserstoffe besonders in der Schaumkrone aufweisen. Das in den meisten Früchten ebenfalls enthaltene Pektin ist dagegen ein wasserlöslicher Ballaststoff. Es wirkt als Quellstoff, bindet im Darm Wasser, Gallensäure und andere Abbauprodukte und hilft, den Darm zu »entgiften«. Pektin hat auch einen positiven Einfluss auf den Cholesterinspiegel.

INFO

VORSICHT NITROSAMINE!

Nitrate sind als Salze der Salpetersäure zunächst ein ganz natürlicher Bestandteil aller Lebewesen. Durch die Verwendung nitrathaltiger Düngemittel in der Landwirtschaft werden jedoch das Trinkwasser und die Böden und damit bestimmtes Gemüse zusätzlich belastet. Diese Nitratüberschüsse werden von den Pflanzen gespeichert, und wir nehmen sie mit der Nahrung auf. Gefährlich wird es erst, wenn aus Nitraten Nitrite werden und aus diesen wiederum die krebserregenden Nitrosamine. Nitratbelastetes Gemüse ist z. B.: Rote Bete, Rettich, Salat, Spinat, Sellerie und Fenchel.

Die Hitliste der Obstsorten

Ananas	Enthält reichlich Vitamin C, B1, B6, Magnesium, Eisen und viele Spurenelemente sowie das Enzym Bromelain für die Eiweißverdauung. Vitamin C kurbelt den Fettabbau an.
Apfel	Liefert viel Vitamin C und Kalium, dazu Magnesium, Kalzium, die Spurenelemente Mangan, Kupfer, Chrom und reichlich sekundäre Pflanzenstoffe. Das Kalium regelt den Säure-Basen-Haushalt in unseren Zellen, regt die Tätigkeit der Nieren an und unterstützt so das Entsäuern und Entwässern des Körpers. Der ebenso reichlich enthaltene Ballaststoff Pektin fördert die Verdauung und kann den Cholesterinspiegel senken. Mangan ist bei der Neutralisierung von Milchsäure in unseren Zellen beteiligt.
Banane	Hat viele B-Vitamine und sehr viel Kalium und Magnesium. Gut bei Sport und Stress. Das Kalium regelt den Säure-Basen-Haushalt in unseren Zellen, regt die Tätigkeit der Nieren an und unterstützt so das Entsäuern und Entwässern des Körpers.
Birne	Hat viel Kalium, B-Vitamine, Vitamin C und viel Fruchtzucker und hormonähnliche Substanzen. Sie sättigen schnell, und das Kalium regelt den Säure-Basen-Haushalt in unseren Zellen, regt die Tätigkeit der Nieren an.

Die Hitliste der Obstsorten

Erdbeere	Enthält mehr Vitamin C als Zitronen, viel Mangan, Eisen, Kalzium, Magnesium und Kalium. Dazu Ballaststoffe und sekundäre Pflanzenstoffe. Sie fördern die Verdauung, entschlacken den Körper und reinigen die Schleimhäute.
Himbeere	Enthält jede Menge Mineralstoffe, besonders viel Kalzium, Magnesium und auch Kalium. Außerdem reichlich sekundäre Pflanzenstoffe und Ballaststoffe, die verdauungsanregend wirken und Giftstoffe binden.
Kirsche	Enthält fast alle Vitamine und Mineralstoffe, dabei besonders viel Kalium und das Spurenelement Zink sowie viele sekundäre Pflanzenstoffe wie Flavonoide. Zink braucht unser wichtigstes Basenorgan, die Bauchspeicheldrüse, um Insulin zu produzieren. Außerdem ist es unbedingt erforderlich bei der Säureausscheidung über die Nieren.
Orange	Enthält reichlich Vitamin C, B-Vitamine, Kalium, Bioflavonoide und viel Pektin in der Schale und den weißen Fruchthäuten. Pektin fördert die Verdauung und kann den Cholesterinspiegel senken.

Die Hitliste der Obstsorten

Papaya	Die Papaya ist reich an verschiedenen Eiweiß spaltenden Enzymen, vor allem Papain, das in seiner Wirkung den körpereigenen Verdauungsenzymen Pepsin und Trypsin ähnlich und daher für die Verdauung hilfreich ist.
Pflaume	Enthält neben den B-Vitaminen viel Zink, Kupfer und Kalium. Die reichlich vorhandenen Ballaststoffe bringen den Darm auf Trab und fördern den Abtransport von Giften aus dem Darm. Das Kalium wirkt entwässernd und entschlackend.
Weintraube	Liefert viel Vitamin B6, Magnesium, Kalium und die Spurenelemente Kupfer und Eisen. Viele sekundäre Pflanzenstoffe helfen gegen Herzerkrankungen. Vitamin B6 kurbelt den Eiweiß- und Fettstoffwechsel an. Der Ballaststoff Pektin bindet zugleich Giftstoffe und Cholesterin.

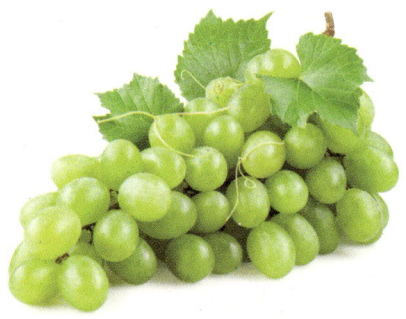

Die Hitliste der Gemüsesorten

Bohnen	Enthalten wie Erbsen und Linsen eine Menge Kalium (besonders weiße Bohnen), Natrium, Kalzium, Eisen, Zink und Magnesium. Dazu wichtige Vitamine und eine optimale Kombination aus Kohlenhydraten, pflanzlichen Eiweißen und Ballaststoffen. Die Ballaststoffe fördern das Entschlacken, Entfetten und Entgiften und stärken die Darmgesundheit und Verdauung.
Fenchel	Das ätherische Öl »Oleum foeniculi« und die besondere Mischung aus Mineralien (Kalzium, Kalium, Phosphor und Eisen), Vitaminen (Provitamin A, B1, B2, B12, C und E), Zucker, Stärke und Eiweiß binden Gift- und Fettstoffe im Darm und wirken so entgiftend und blutfettspiegelsenkend. Fenchel wirkt stärkend auf das Immunsystem und steigert die Zelltätigkeit.
Gurken	Haben viel Kalium, Kalzium, Eisen, die Vitamine C, B1 und das Provitamin A. Kalium regelt den Säure-Basen-Haushalt in unseren Zellen, regt die Tätigkeit der Nieren an und unterstützt so das Entsäuern und Entwässern. Mit 8 kcal pro 100 g eines der »schlanksten« Gemüse.
Kürbis	Bietet sehr viel Beta-Karotin, Kalium, Vitamin B und E und die wertvollen ungesättigten Fettsäuren. Die große Menge an Kalium wirkt entwässernd, entsäuernd und harntreibend. Leichte Wasseransammlungen im Gewebe können aufgelöst und Giftstoffe ausgeschwemmt werden.

Die Hitliste der Gemüsesorten

Rote Bete	Neben reichlich Kalium, Kalzium, Phosphor und Magnesium sind die Spurenelemente Silizium und Eisen und besonders viel vom Vitamin Folsäure enthalten.
Sellerie	Enthält reichlich B-Vitamine, Kalium und ätherische Öle. Die Sellerieöle entwässern stark und helfen so beim Entsäuern. Zudem wirken sie in den Schleimhäuten von Mundraum, Magen und Darm antibakteriell und pilztötend.
Spargel	Auffällig ist der hohe Vitamin-B- und Folsäuregehalt. Dazu reichlich Kalium, Zink und sekundäre Pflanzenstoffe. Kalium und die Asparaginsäure sind stark entwässernd und damit entsäuernd. Zink braucht unser wichtigstes Basenorgan, die Bauchspeicheldrüse, um Insulin zu produzieren, außerdem ist es unbedingt erforderlich bei der Säureausscheidung über die Nieren.
Tomate	Enthält vor allem reichlich Beta-Karotin, die Vorstufe zum Vitamin A, und Kalium. Dazu viel Vitamin C, Magnesium und reichlich sekundäre Pflanzenstoffe.

Die Hitliste der Gemüsesorten

Weißkohl	Liefert sehr viel Vitamin C und Kalzium. Dazu die Krebs hemmenden Zellschutzvitamine A und E, viel Biotin, Mineralstoffe, Spurenelemente und sekundäre Pflanzenstoffe. Die Kombination der Wirkstoffe baut die Darmschleimhaut auf, entgiftet den Darmtrakt und beseitigt Verstopfung. Dazu können sie den Cholesterinspiegel senken.
Zwiebel	Enthält zahlreiche Vitamine, Kalium, Kalzium, Phosphor, Jod, Selen und das hormonähnliche Prostaglandin A. Schwefelhaltige Verbindungen wie das Allicin wirken antimikrobiell, und ätherische Öle fördern Verdauung in Magen, Darm, Leber, Galle, Bauchspeicheldrüse und Nieren.

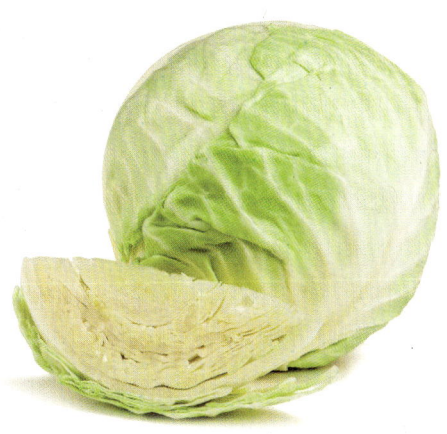

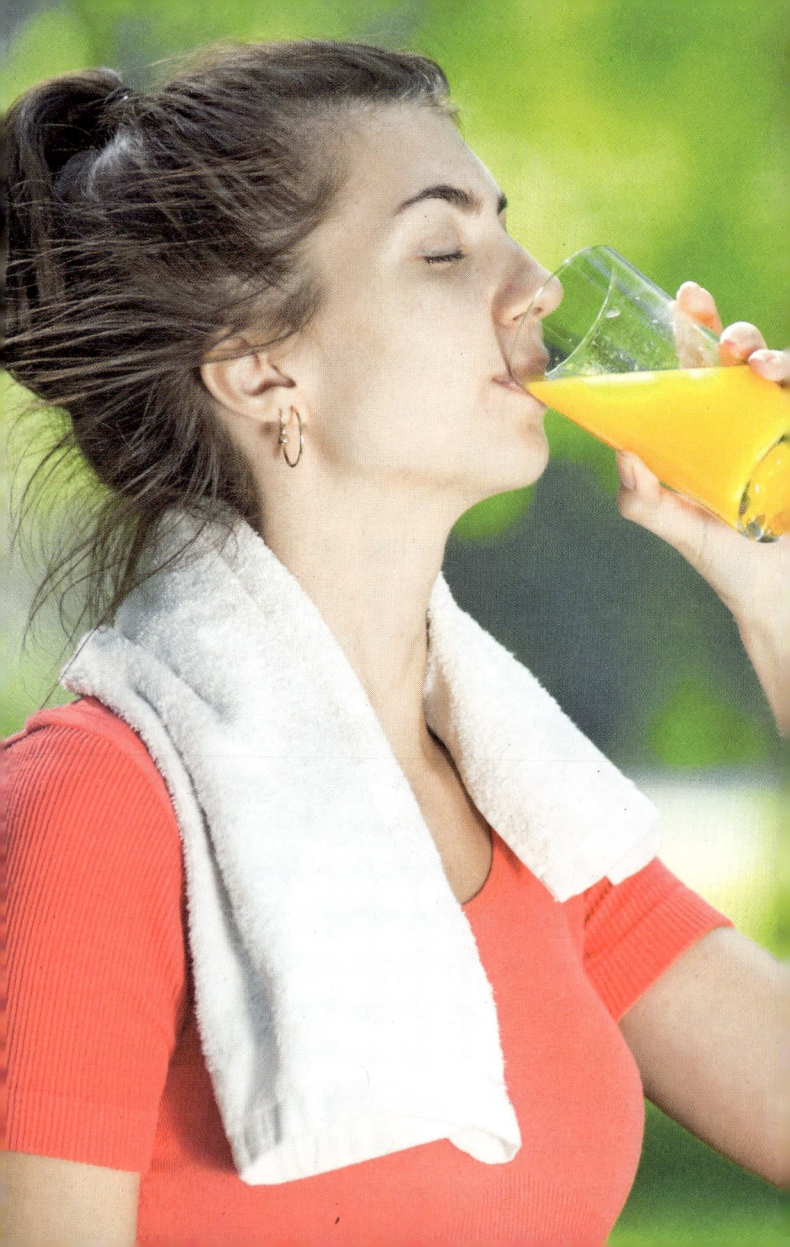

Aktiv
werden gegen
Übersäuerung

Es gibt eine ganze Reihe von Möglichkeiten,
wie Sie Ihren Säure-Basen-Haushalt
auf Vordermann bringen können. Allem
voran steht das Saftfasten mit frischem
Obst und Gemüse.

Basenfasten mit Früchten

Gefastet wird seit Menschengedenken. In allen Religionen hat Fasten seinen festen Platz und dient hauptsächlich zur spirituellen Entwicklung. Auch die Medizin kennt das Heilfasten seit Tausenden von Jahren. Es geht dabei immer um körperliche und geistige Erneuerung. Die Kombination macht dieses Heilverfahren so wirkungsvoll. Der Körper wird entschlackt und entgiftet, das Immunsystem wird aktiviert und überflüssige Pfunde schwinden.

Saftfasten heißt sanft fasten

Fruchtsäfte werden vom Körper besonders gut aufgenommen und gelangen schnell vom Magen in den Dünndarm. Dort passieren die wertvollen Nahrungsbestandteile die Darmwand und gehen ins Blut, von wo sie auf die Zellen und Organe verteilt werden. Basenfasten mit Fruchtsäften heißt in Kürze: Finger weg von säurebildenden Lebensmitteln und hin zu gesundheitsfördernden Säften aus Obst und Gemüse.

Der Effekt kommt dem Heilfasten schon sehr nahe. Die entschlackende und reinigende Wirkung auf den gesamten Organismus ist die gleiche. Ihr Körper wird aber weniger belastet, und Sie bleiben 100 % alltagstauglich. So haben Sie viel größere Chancen, die Kur auch zu Ende zu führen. Sie werden sogar richtig Freude daran haben, denn frisch gepresste Fruchtsäfte schmecken in der

Regel lecker, und die gefürchteten »Fastenkrisen« treten bei Weitem seltener und weniger schlimm auf.

Jeder kann fasten

Saftfasten eignet sich zur Revitalisierung von Übersäuerungskrankheiten, für Personen mit normalem bis starkem Körperbau sowie für übergewichtige Personen, genauso aber auch als Gesundheitsprophylaxe. Die tägliche Kalorienzufuhr durch den Genuss meist fettfreier Säfte bleibt weit hinter dem zurück, was wir sonst zu uns nehmen. Statt der 2.000 bis 2.800 Kilokalorien (kcal) reduziert sich die Menge während einer Fastenwoche mit Obst- und Gemüsesäften auf rund 200 Kilokalorien. Dadurch stellt sich unser Stoffwechsel auf den sogenannten Hungerstoffwechsel um: Der Stoffwechsel brennt auf Sparflamme, und unser Organismus greift seine Energiereserven an, die er in Form von Glykogen, körpereigenen Kohlenhydratreserven in Leber und Muskeln, Körpereiweiß und Körperfett vorrätig hat.

INFO

BEI VERDAUUNGSPROBLEMEN

Für Menschen mit Störungen des Magen-Darm-Traktes ist jede übermäßige und einseitige Obst- und Gemüsezufuhr meist nicht zu empfehlen. Halten Sie deshalb auf jeden Fall zuerst mit Ihrem Arzt Rücksprache.

Gewichtsreduktion als langfristiges Ziel

Die Kilos, die Sie in den ersten Tagen verlieren, sind hauptsächlich Wasser, das sich im Gewebe angesammelt hat. Erst in der zweiten Woche greift unser Körper seine Fettreserven an.

Mit Fasten allein wird man langfristig sein Gewicht nicht verlieren. Auch »fruchtiges« Hungern lohnt sich nur, wenn wir unsere Ernährungsgewohnheiten auf Dauer verändern.

Dabei hilft allerdings der kurzzeitige Verzicht auf Essen, indem er unsere Wahrnehmung für Hunger, Sättigung und Appetit schärft – und wir mit unserem »gereinigten« Körper ein anderes Gefühl für gesunde Nahrung entwickeln. Gegen zu fette und industriell denaturierte Speisen wird sich Ihr Körper dann ganz automatisch

SAFTFASTEN ALS HEILMITTEL

INFO

Diese Form des Fastens hilft gegen:
- Übersäuerung
- Übergewicht
- Chronische Hauterkrankungen
- Nieren- und Gallenbeschwerden
- Magen-Darm-Beschwerden
- Infektionsanfälligkeit
- Herz-Kreislauf-Beschwerden

wehren. So beginnt die eigentliche Gewichtsreduktion also erst nach der Fastenkur.

Wasser – von außen und von innen

Trinken Sie während des Fastens täglich mindestens 2 bis 2,5 Liter stilles Mineralwasser. Gut sind auch verdünnte Kräutertees. Tabu sind Kaffee, Pfefferminztee (reizt die Magenwände), grüner und schwarzer Tee (wirkt aufputschend).

Durch Trinken wird das Gewebe laufend gut durchspült und die frei gewordenen Gifte und Säureschlacken werden aus dem Körper transportiert.

Während des Fastens sollten Sie sich mindestens zweimal am Tag duschen, denn die ausgeschiedenen Säuren und Gifte landen auf Ihrer Haut. Gönnen Sie sich basische Mineralstoffbäder, Gesichtsmasken z.B. aus dem Trester eines Gurkensaftes unter Zugabe von Sahne und eines Eigelbs, und ölen Sie sich nach dem Baden und Duschen mit wohlriechenden Essenzen ein.

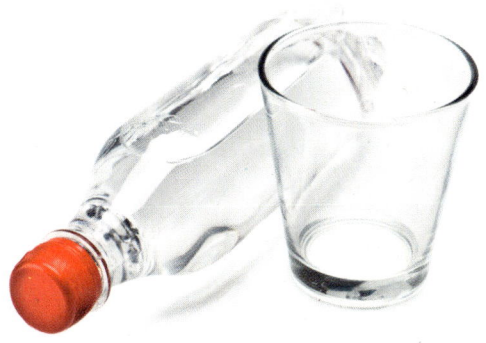

Das basische Mineralstoffbad

Säureschlacken und Gifte werden zu einem großen
Teil auch über die Haut ausgeschieden. Unterstützend
wirken dabei sogenannte basische Mineralstoffbäder.
Sie wirken über zwei Mechanismen:

Durch die Wassertemperatur werden die Schlackenstoffe
in Bewegung gesetzt und durch Schwitzen ihre Ausscheidung begünstigt.

Durch das basische Mineralstoffbad entsteht eine »Lau-
ge« mit einem pH-Wert von 8. Der pH-Wert des Blutes
ist 7,4. Ein physikalisches Gesetz bewirkt nun, dass der
Körper durch den entstehenden osmotischen Druck Säuren aus dem Körper leitet. Ab einem basischen pH-Wert
von 8 laufen besonders in der zweiten halben Stunde die
Entschlackungsprozesse, die auch mit dem Indikatorpapier aus der Apotheke messbar sind.

Ein Mineralstoffbad dient zusätzlich der seelischen Entspannung.

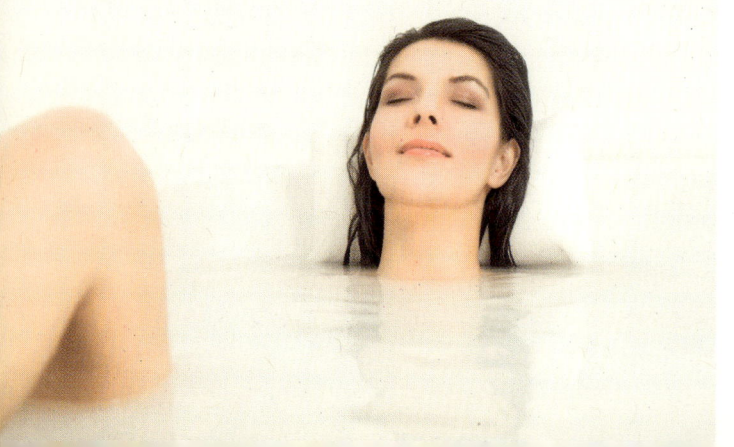

Durch diese Entschlackung über die Haut werden die
Talgdrüsen angeregt. Das führt zu einer pflegenden
Selbstfettung der Haut, die man auch sehen kann. Das
Wasser perlt nämlich mit zunehmender Badedauer von
der Haut ab. Seit einiger Zeit gibt es basische Badesalze,
die exakt den pH-Wert 8,5 aufweisen. Übrigens genau
der pH-Wert, den das Fruchtwasser im Mutterleib hat.
Basische Bäder wirken bei kurzen Badezeiten bis zu
15 Minuten erfrischend, bei längeren Badezeiten bis zu
einer Stunde dagegen entschlackend und entsäuernd.
Man sollte sich bei beiden alle 5 Minuten mit einer Bade-
bürste intensiv abreiben, um die Haut von den ausgetre-
tenen Säuren und Schlacken zu befreien.

Unterstützung aus der Apotheke

Es ist durchaus sinnvoll, eine Basenkur mit Basen in
Pulver- oder Pillenform zu unterstützen. Längerfristig
sollten Sie diese Mittel aber nur nach Rücksprache mit
Ihrem Arzt einnehmen. Hilfreich sind folgende Mittel:

Alkala N (Basenmischung gegen Magenübersäuerung
und sauren Stoffwechsel)

Basica Vital (Mischung aus basischen Vitalstoffen auf
Milchzuckerbasis zur Harmonisierung des Säure-Basen-
Haushaltes)

Bullrich's Vital (Ausgewogene Mischung zur Regulierung
des Säure-Basen-Haushaltes)

Neukönigsförder Mineraltabletten (Wichtige Mineralien
und Spurenelemente im physiologischen Gleichgewicht)

Der Fasten-Zeitraum

Die Dauer einer Fastenkur hängt von der individuellen Ausgangsposition und vom angestrebten Ziel ab. Fasten zum Entschlacken, Entsäuern und Entgiften kann eine sieben- bis zehntägige Frühjahrs- oder Herbstkur sein. Zur Vorsorge genügen meist schon wenige Tage. Auch regelmäßige Fastentage alle zwei bis drei Wochen oder zwei Fastentage alle drei bis vier Wochen sind sinnvoll. Fasten über mehrere Wochen sollte nur unter Anleitung eines Arztes oder erfahrenen Fastentherapeuten geschehen.

Die Zeit nach dem Fasten

Eine wichtige Phase ist die Zeit des sogenannten »Fastenbrechens« und die ersten Tage, die diesem Bruch folgen. Nach dem freiwilligen Verzicht auf feste Nahrung sollte der Körper zunächst mit leichter Aufbaukost langsam wieder an feste Nahrung gewöhnt werden. Nur so hält die Wirkung einer Fastenkur auch über einen längeren Zeitraum an. Sehr magenschonend und daher zu empfehlen ist nach dem Fasten eine leichte Vollwertkost. Essen Sie vollwertig, zu 80 % basisch und ballaststoffreich nach den Empfehlungen der »Deutschen Gesellschaft für Ernährung« (DGE). Der Bedarf an lebensnotwendigen Nährstoffen muss gedeckt sein, und der Energiegehalt muss im Einklang mit dem Energiebedarf stehen. Wählen Sie nährstoffschonende Garmethoden wie Dünsten, Garen oder Kochen.

Die Fasten-Vorbereitung

Wie bei jeder Art des Fastens gilt auch für das Saftfasten, dass eine Kur gut vorbereitet sein muss.

Sie sollten sich Ihrer Motivation sicher sein. Was wollen Sie erreichen: Entsäuern, Ihr Übergewicht abbauen, Krankheiten heilen, das Allgemeinbefinden verbessern oder einen Neuanfang schaffen? Ist Ihre Motivation stark genug, um die Fastenzeit durchzustehen?

Wichtig ist auch der optimale Zeitpunkt für die Kur. Während einer Saftkur können Sie grundsätzlich auch arbeiten. Besser und angenehmer ist es natürlich, wenn Sie einige Tage Urlaub und damit viel Zeit für sich haben. Man kann die Fastentage auch so legen, dass zwei Wochenenden dazwischenliegen. Außerdem sollten Sie wissen, dass es zu sogenannten Fastenkrisen

HIER IST VORSICHT GEBOTEN!

INFO

- Diabetes- oder Bluthochdruckpatienten sollten unbedingt Rücksprache mit einem Arzt halten. Ebenso Menschen, die an einer Überfunktion der Schilddrüse leiden.
- Schwangere und stillende Frauen sollten keine Fastenkur machen.
- Menschen, die von Grund auf eher untergewichtig sind oder an der Grenze zum Normalgewicht stehen, sollten von einer Fastenkur ohne ärztliche Abklärung absehen.

kommen kann. An solchen Tagen sind Sie nicht besonders leistungsfähig. Schaffen Sie sich gerade für diesen Zeitraum dafür zu Hause einen Rückzugsort, wo Sie das tun können, wonach es Ihnen gerade ist: lesen, schlafen, Musik hören oder Gymnastik betreiben.

Die Vorbereitungstage

Legen Sie ein oder zwei sogenannte Entlastungstage ein, bevor Sie mit dem eigentlichen Fasten beginnen. Beschränken Sie sich auf drei Mahlzeiten pro Tag, und verzichten Sie auf Zwischenmahlzeiten, Snacks und Süßigkeiten. Rauchen Sie nicht mehr und meiden Sie alkoholische Getränke. An diesen Tagen sollten Sie ausschließlich Obst und Frischkost (Salate und rohes Gemüse) essen. Und trinken Sie über den ganzen Tag verteilt mindestens zwei Liter Mineralwasser und 0,5 Liter Fruchtsaft.

Vergessen Sie nicht den »seelischen« Teil der Fastenkur. Seien Sie gut zu sich, legen Sie sich ein schönes Buch zurecht, hören Sie ruhige Musik, gönnen Sie sich duftende Ölbäder, und versuchen Sie, jeden Tag Gymnastik einzuplanen. Machen Sie zumindest einen ausgedehnten Spaziergang, am besten in der Natur. Gehen Sie etwas auf Distanz zum umtriebigen Leben um Sie herum. Der letzte Tag vor dem Fastenbeginn sollte auch der seelisch-geistigen Wende gerecht werden. Gönnen Sie sich Ruhe, am besten mit Entspannungs- oder Meditationsübungen.

Tagesplan für die Vorfastentage

Aufstehen: Trinken Sie auf nüchternen Magen ein Glas Saft, warmes Zitronenwasser oder zwei Glas zimmerwarmes Mineralwasser. Danach können Sie ein leichtes Gymnastikprogramm, Yoga- oder Atemübungen vor offenem Fenster durchführen. Vergessen Sie nicht, jeden Tag 2 bis 2,5 Liter Mineralwasser zu trinken!

Frühstück: Beginnen Sie den Tag mit frischem, säurearmem Obst (Äpfel, Pfirsiche, Bananen, Himbeeren etc.), einem kleinen Obstsalat oder einem Bircher-Müsli. Dazu trinken Sie ein Glas Fruchtsaft.

Mittags: Trinken Sie zuerst zwei Glas Mineralwasser oder ein Glas Fruchtsaft als Aperitif. Dann können Sie zum Beispiel einen gemischten Salat mit Kräutersauce ohne Öl, eine Rohkostplatte, eine leichte, nur mit Kräutern gewürzte Gemüsepfanne oder Pellkartoffeln essen. Sie sollten mindestens eine halbe Stunde flott spazieren gehen.

Abendessen: Wieder trinken Sie ein Glas Saft oder ein bis zwei Glas Mineralwasser. Essen Sie zwei Scheiben Knäckebrot oder einen leichten Salat.

Vor dem Schlafengehen: Machen Sie wieder ein leichtes Gymnastikprogramm vor offenem Fenster. Trinken Sie einen schlaffördernden Baldrian- oder Hopfentee, nur mit einem Teelöffel Honig gesüßt.

Saftrezepte für die Vorfastentage

Hinweise für die Zubereitung der Säfte finden Sie im Kapitel »So bereiten Sie Ihre Basensäfte zu« (→ Seite 105 ff.). Die Obst- und Gemüsesorten müssen immer gut gereinigt und je nach Sorte geschält und/oder entkernt werden.

Reinigender Morgensaft: Möhren-Sellerie-Saft

Zutaten für ca. 250 ml

3 Stangen Bleichsellerie   Etwas Ingwer
3 Möhren

Gemüse kurz in stehendem oder unter wenig fließendem Wasser reinigen. Entsaften Sie die Selleriestangen und Möhren. Wer Ingwer mag, sollte immer ein kleines Stückchen davon (2 bis 3 Zentimeter) mit in seinen Säften verarbeiten. Geschält und dazugerieben, entfaltet er seine Inhaltsstoffe besonders gut.

Wirkung: Ingwer fördert die Produktion der Verdauungssäfte, und mit seinem hohen Kaliumanteil trägt er zur Ausleitung der Gifte und Schlacken bei. Sellerie ist durch seinen hohen Kaliumanteil ebenfalls entwässernd, entsäuernd und entschlackend. Möhren steigern die Abwehrkräfte und können den Cholesterinspiegel senken. Geben Sie etwas Pflanzenöl in den Saft, damit der Körper das Vitamin A verwerten kann.

Pro Portion 92,3 kcal • 387 kJ • 2,41 g EW • 0,54 g F • 8,08 g KH

Stärkender Mittagssaft: Rote-Bete-Cocktail

Zutaten für ca. 250 ml

1 kleine Knolle Rote Bete
1 kleiner Apfel
1 Möhre
15 g Ingwer

Die Rote Bete schälen, den Apfel und die Möhre gut waschen. Rote Bete, Apfel und Möhre einzeln entsaften und mischen. Den geschälten, frisch geriebenen Ingwer unterrühren.

Wirkung: Die Rote Bete regt Kreislauf und Stoffwechsel an, ist harntreibend und entsäuernd. Die Möhre steigert die Abwehrkräfte, außerdem normalisiert sie die Darmflora, senkt den Cholesterinspiegel im Blut, senkt das Herzinfarktrisiko und soll, wie in zahlreichen Versuchen festgestellt wurde, verschiedene Krebsarten verhüten helfen. Der Apfel mit seinen Vitaminen entgiftet und stärkt die Abwehrkräfte.

Pro Portion 104 kcal • 436 kJ • 2,49 g EW • 0,55 g F • 21,5 g KH

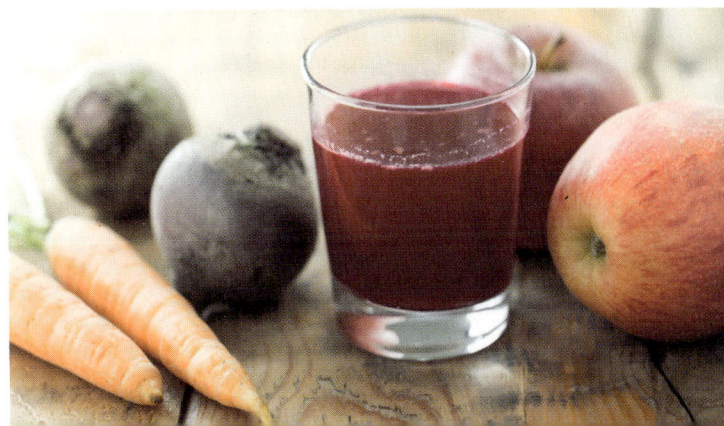

Beruhigender Abendsaft: Gurken-Tomaten-Saft

Zutaten für ca. 250 ml

⅓ Gurke

1 mittelgroße Tomate

½ Knolle Rote Bete

Die Gurke waschen, grob in Stücke schneiden und entsaften. Geschälte und entsaftete Rote Bete und entsaftete Tomate mit dem Gurkensaft mischen.

Wirkung: Tomaten unterstützen die Leber tatkräftig bei ihrer Arbeit der Entgiftung, reinigen den Darm von Fäulnisbakterien und machen optimistisch. Die kalorienarme Gurke enthält Spuren des schlaffördernden Melatonins und hilft als basenreiches Gemüse gegen Übersäuerung.

Pro Portion 57 kcal • 241 kJ • 2,56 g EW • 0,55 g F • 9,77 g KH

Die Saftfastentage

Die Saftfastenkur dauert acht bis zehn Tage, mindestens aber fünf Tage. Allerdings müssen Sie nicht unbedingt eine mehrtägige Fastenkur einlegen. Auch einzelne Safttage haben natürlich einen positiven Einfluss auf Ihr Säure-Basen-Gleichgewicht und Ihren Stoffwechsel. Welche Methode Ihnen im Augenblick am besten hilft, hängt stark von Ihren Neigungen oder Erfahrungen ab. Bekanntlich führen viele Wege nach Rom. Und das Wichtigste ist erst einmal, dass Sie sich Gedanken über Ihre Ernährungs- und Lebensgewohnheiten machen.

Vielleicht sind also ein bis zwei Saftfastentage alle zwei bis drei Wochen der richtige Start. Wer sich für die längere Kur entscheidet, kann sich ab dem ersten Tag auf fünf Gläser Saft mit je 250 ml freuen.

1. Tag

Beginnen Sie die Fastentage mit Entspannung oder Meditation im Bett. Trinken Sie zwei Glas zimmerwarmes Mineralwasser, und machen Sie fünf bis zehn Minuten Gymnastik vor geöffnetem Fenster.

Danach muss eine gründliche Darmreinigung durchgeführt werden. Möglichkeiten zur Darmentleerung gibt es mehrere. Der bekannteste »Darmreiniger« ist wahrscheinlich das Abführmittel »Glaubersalz«. Es ist extrem bitter und wirkt sehr radikal im Magen-Darm-Trakt. Gleiche Wirkung, aber besseren Geschmack liefert das sogenannte »F. X. Passage SL Pulver«. Wichtig ist bei beiden Medikamenten: Trinken Sie an diesen »Abführtagen« besonders viel Wasser oder Kräutertee. Die Mittel sind nicht geeignet zur ständigen Stuhlregulierung!

Nach der Darmreinigung gönnen Sie sich eine ausgedehnte Morgentoilette. Danach freuen Sie sich auf den Morgensaft. Diese Säfte haben vorwiegend reinigende Wirkung, während die Mittagssäfte nähren und beleben. Vormittags gibt's dann noch einmal ein Glas Fruchtsaft plus ein bis zwei Gläser Mineralwasser.

An Tagen der Darmreinigung sollten Sie mindestens zwei bis drei Gläser Mineralwasser trinken.

Das Mittagsmenü besteht wieder aus einem Glas Saft und zwei Gläsern Mineralwasser. Danach legen Sie sich für mindestens eine Stunde ins Bett oder gemütlich auf ein Sofa. Eine Wärmflasche auf den Unterleib unterstützt das Entgiftungsorgan Leber bei seiner Arbeit. Am Nachmittag folgt das nächste Glas Obst- und Gemüsesaft plus ein bis zwei Gläser Mineralwasser. Ein kurzer, aber flotter Spaziergang mit viel frischer Luft vor den ausgiebigen Mußestunden regt Herz und Kreislauf an. Abends bis spätestens 19 Uhr gibt's den letzten Fruchtsaft des Tages und ein bis zwei Gläser Mineralwasser. Bevor Sie zu Bett gehen – nicht später als 22 Uhr – machen Sie noch einmal kurz Gymnastik vor offenem Fenster und widmen sich wie morgens ausgiebig der Körperpflege. Der Anfang ist gemacht, und Sie haben den ersten Tag geschafft!

Die folgenden Tage

Die nächsten Kurtage laufen nach dem gleichen Schema ab. Jeden Tag fünf Gläser Fruchtsaft à 250 Milliliter. Versuchen Sie, möglichst frisch gepressten Saft zu trinken. Nur in Ausnahmefällen sollten Sie auf Fruchtsaft aus dem Reformhaus zurückgreifen. Die Vorschläge für Säfte (→ Seite 109 ff.) können Sie über die Tage beliebig variieren. Vergessen Sie nicht, genügend Mineralwasser zu trinken. Auch wenn Sie hungrig sind, hilft ein Glas Wasser. Und Bewegung ist ebenso wichtig, um Ihren Stoffwechsel anzukurbeln.

Körperpflege groß geschrieben

Der Körperpflege kommt beim Fasten eine wichtige Aufgabe zu.

Mundhygiene Entschlacken und Entgiften hat meist unangenehmen Mundgeruch zur Folge. Neben mehrmaligem täglichem Zähneputzen können Sie ein Mundwasser benutzen.

Wechselduschen Erst warm, dann kalt – das durchblutet den ganzen Körper und regt den Kreislauf an. Der Wasserstrahl soll dabei immer von unten nach oben, das heißt zum Herzen hin geführt werden. Weniger Hartgesottene duschen die Beine bis zu den Knien und die Arme bis zu den Ellenbogen, das hilft bereits.

Trockenbürsten Trockenbürsten oder -reiben mit einem groben Frotteetuch nach dem morgendlichen Bad oder der Dusche fördert den Transport von Schlacken und Giftstoffen aus dem Körper.

Eincremen Während der Fastenzeit neigt Ihre Haut zur Trockenheit. Cremen Sie sich deshalb mit einer guten Lotion ein. Nach der Kur ist die Haut deutlich zarter und glatter.

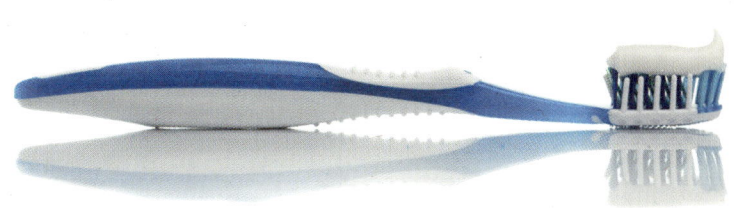

Last but not least – das Fastenbrechen

Das Fastenbrechen wird oftmals unterschätzt. Es ist aber sehr wichtig, um unseren Organismus wieder an »normale«, gesunde Ernährung zu gewöhnen.

Nicht vergessen: Fasten hat nur dann so richtig Sinn und die Freude über ein paar ganz nebenbei verlorene Pfunde bleibt nur dann, wenn nach den Fastentagen eine Ernährungsumstellung erfolgt!

Eine Fastenkur kann einer der Wendepunkte Ihres Lebens sein, wenn Sie danach tatsächlich gesünder leben, sich gesünder ernähren, Ihre Ernährung auf basische Vollwertkost umstellen. Damit bestimmen Sie selbst, ob Sie in Zukunft fit und gesund bleiben oder von erneuten Beschwerden geplagt werden.

Nach einer acht bis zehn Tage langen Fastenkur sollten Sie drei Tage Fastenbrechen einplanen. Nach nur ein bis zwei Saftfastentagen können Sie darauf verzichten.

Wer sich nach der Kur sofort den »Magen vollschlägt«, wird ein böses Erwachen erleben. Sie müssen Ihren Organismus erst wieder behutsam vom Fastenstoffwechsel auf Nahrungsstoffwechsel umstellen.

Fruchtsäfte spielen natürlich beim Fastenbrechen weiterhin eine Hauptrolle. Trinken Sie fünfmal täglich jeweils 200 Milliliter mit einem Löffel Akazienhonig.

Am ersten Tag des Fastenbrechens können Sie vormittags nach dem Saft schon einen Apfel essen – ganz oder gerieben. Kauen Sie ihn möglichst lange, und Sie werden entdecken, dass sich Ihr Geschmackssinn durch die

Fastenzeit verfeinert hat und der Apfel anders schmeckt, als Sie es in Erinnerung haben. Genießen Sie das ganz bewusst und versuchen Sie, dieses bewusste Essen in Ihre Nachfastenzeit hinüberzuretten.

ERNÄHRUNG BEIM FASTENBRECHEN

INFO

- *Morgens:* Zwei Gläser zimmerwarmes Mineralwasser. 150 ml Fruchtsaft mit 10 g Weizenkleie.

- *Vormittags:* Ein bis zwei Gläser zimmerwarmes Mineralwasser. 150 ml Fruchtsaft mit 1 TL Honig. Ein geraspelter Apfel oder eine mit der Gabel zerdrückte Banane mit Magermilchjogurt.

- *Mittags:* Zwei Gläser Mineralwasser. 150 ml Fruchtsaft mit 1 TL Honig. Eine Rohkostplatte mit etwas Keimöl und saurer Sahne oder einen gemischten Salat mit etwas Keimöl und saurer Sahne. Dazu eine Scheibe Knäckebrot.

- *Nachmittags:* Ein bis zwei Gläser Mineralwasser. 150 ml Fruchtsaft mit 1 TL Honig. Ein Apfel oder eine Banane wie vormittags.

- *Abends:* Ein bis zwei Gläser Mineralwasser. 150 ml Fruchtsaft mit Sojamalt (Soja-Malz-Aufbaunahrung aus dem Reformhaus) und 15 g Weizenkleie oder Leinsamen. Grüner Salat mit Kräutern und Joghurt und ein Knäckebrot.

Die Zeit nach dem Fasten

Jetzt zeigt sich erst, welche Wirkung Fasten auf Ihr zukünftiges Leben haben wird. Ziehen Sie zunächst einmal Bilanz, und überlegen Sie sich, auf was Sie alles verzichtet haben. Natürlich sind Ernährungsgewohnheiten nicht so leicht zu ändern. Hier müssen Sie Geduld mit sich selbst haben. Aber schließlich haben Sie während und kurz nach der Fastenzeit erlebt, dass es Ihnen so viel besser geht.

Deshalb: Wenn Sie in alte Essgewohnheiten zurückfallen, geben Sie nicht auf! Sie sind nach dem Fasten nicht mehr der gleiche Mensch und erkennen frühzeitig, wenn es wieder in die falsche Richtung geht. Auf jeden Fall sollten Sie aber versuchen, auch nach dem Fasten körperlich aktiv zu sein.

Bewegung und Entspannung schließen sich nicht aus.

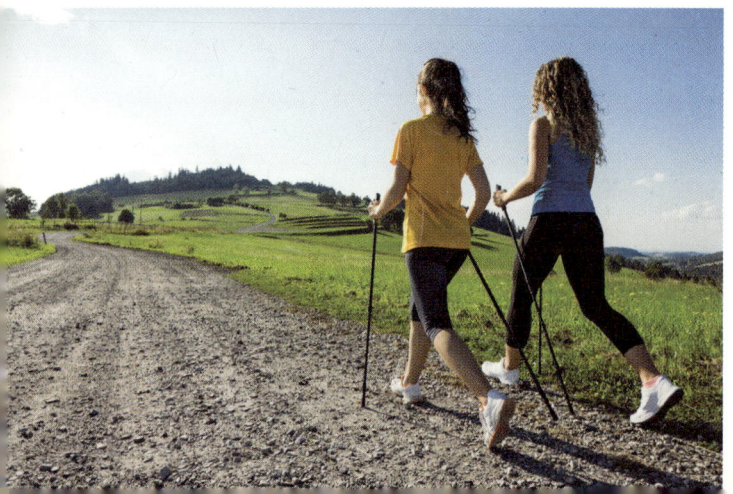

So bereiten Sie Ihre Basensäfte zu

Das Wichtigste bei der Verarbeitung ist schnell gesagt: Achten Sie darauf, dass die Nährstoffe erhalten bleiben. Der frische Zustand der Früchte ist leider nur von kurzer Dauer. Sauerstoff, Licht, Wasser und Wärme sind die natürlichen Feinde der Vitamine, Mineralstoffe, Spurenelemente und sekundären Pflanzenstoffe. Durch falsche Behandlung gehen schnell bis zu 90 % dieser Schätze verloren. Besonders Vitamin C und die B-Vitamine »verflüchtigen« sich bei hohen Temperaturen. Allerdings spricht nichts dagegen, die Säfte zusätzlich mit Vitamin-C-Pulver anzureichern. Es dient übrigens auch als natürliches Konservierungsmittel und stabilisiert Aroma- und Geschmacksstoffe.

Nach dem Waschen und Zerkleinern sollte die Frucht dann schnell verarbeitet werden, da durch die vergrößerte Oberfläche Vitamine unter Sauerstoffeinwirkung schnell zersetzt werden.

TIPP

Reinigung der Früchte

Reinigen Sie Obst und Gemüse unzerkleinert nur kurz in kaltem, stehendem Wasser oder mit wenig fließendem Wasser. Danach sollten die Früchte trockengetupft werden, damit der Saft nicht verwässert wird. Schon beim Waschen verlieren die Früchte leider einen Teil ihrer wertvollen Inhaltsstoffe.

Wie entsafte ich was?

Vor dem Kauf eines Entsafters sollte man sich grundsätzlich die Frage stellen, wie viel Saft man tatsächlich
pressen wird. Wer nur für die Fastenkur eine Woche lang
presst, braucht sicher keine neue »Küchenmaschine«,
die dann schnell nur noch als Staubfänger dient. Für Zitrusfrüchte reicht eine Zitruspresse. Für andere Gemüse-
und Obstsorten gibt es elektrische Allround-Entsafter,
Saftpressen für die Profis oder handelsübliche Mixer. Je
nach Menge und Obstsorte sind andere Geräte sinnvoll.
Überlegen Sie gut beim Kauf des Gerätes, was für Sie
persönlich und Ihre Bedürfnisse passend ist!
Zum Entsaften eignen sich grundsätzlich alle Obst- und
Gemüsesorten, die auch roh gegessen werden können.
Zitrusfrüchte halbiert in der Zitruspresse (manuell oder
elektrisch) entsaften. Bei nicht ökologisch angebauten
Früchten ein dünnes Küchentuch zwischen Frucht und
Hand legen. Dann landen die schädlichen Stoffe nicht im
Saft.
Beeren von Blättern, Stielen und Stielansätzen befreien.
Weiche Beeren (Erdbeeren, Himbeeren) am besten mit
Pürierstab oder im Mixer pürieren und durch ein Sieb
streichen. Trauben und Johannisbeeren sind auch für
den Entsafter geeignet.
Steinobst zuerst entsteinen und in den Entsafter geben.
Weiche Früchte werden mit dem Pürierstab oder Mixer
bearbeitet.
Weiche Birnen ohne Kerngehäuse pürieren.

Kernobst in Stücke schneiden und mit Kerngehäuse, aber ohne Kerne in den Entsafter geben.

Exotische Früchte meist schälen, klein schneiden und pürieren.

Gemüse gut, aber nur kurz waschen, klein schneiden und in den Entsafter geben. Schale, wenn möglich, mit entsaften. (Vorsicht: Schale von Roter Bete schmeckt sehr erdig.)

Blattgemüse fest zusammenrollen und im Entsafter verarbeiten.

Kräuter mit einem Messer klein hacken oder im Mixer zerkleinern.

Welcher Entsafter für Sie der richtige ist, will gut überlegt sein.

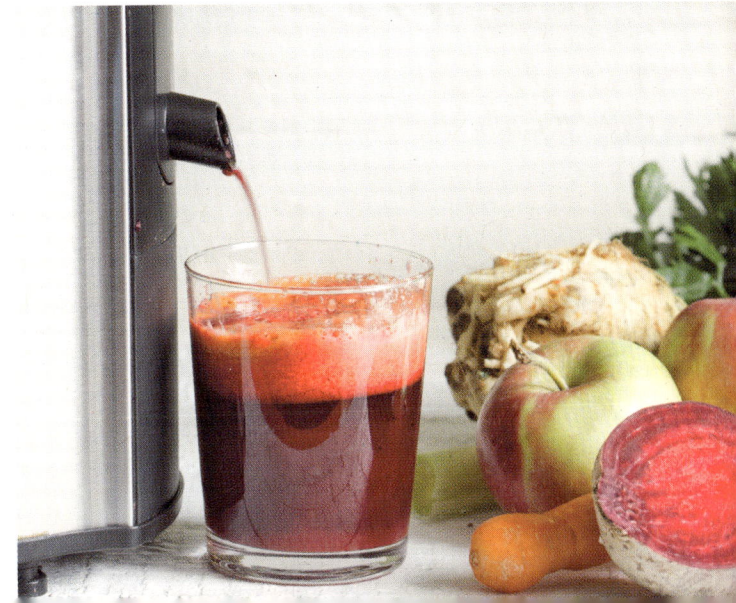

TIPP

Die Zubereitung von Power-Säften

- Trinken Sie die Säfte gleich nach der Zubereitung. Höchstens einen Tag im Kühlschrank aufbewahren.
- Entsaften Sie Obst und Gemüse möglichst mit (gut gereinigter) Schale. Sie enthält wichtige Wirkstoffe.
- Roher Rhabarber ist wegen seines hohen Oxalsäuregehalts nicht zu empfehlen.
- Damit harte Fasern und eventuelle Obst- und Gemüsekerne beim pürierten Saft nicht stören, streichen Sie ihn durch ein Haarsieb.
- Möhren sind ein guter Geschmacksverstärker für alle Fruchtsäfte.
- Ein Schuss Zitrone (frischer Saft) liefert ein kleines Plus an Vitaminen, und gleichzeitig bleibt die Farbe des Saftes erhalten.
- Zitrusfrüchte wie Zitronen, Orangen oder Limetten geben mehr Saft ab, wenn man sie vorher mit der flachen Hand rollt.
- Pfeffer und Salz runden den Geschmack von Gemüsesäften ab.
- Einen Schuss Öl gibt man zu Gemüsesäften, damit fettlösliche Vitamine vom Körper aufgenommen werden können.
- Exotische Gewürze wie Ingwer verleihen den Saft-Cocktails nicht nur den letzten Pfiff, sondern haben zudem gesunde Zusatzwirkungen.

Saftrezepte für die Fastenwoche

Morgensäfte haben neben der entsäuernden Wirkung vor allem reinigende Aufgaben, während man mittags eher nährende und belebende Fruchtsäfte zu sich nimmt. Die Zutaten sind in etwa für ein 250-Milliliter-Glas angegeben.

Säfte für morgens, vormittags und nachmittags

Melonen-Apfel-Saft

Zutaten für ca. 250 ml

¼ Honigmelone	1 Orange
½ Apfel	1 Spritzer Zitrone

Die Honigmelone schälen, in grobe Stücke schneiden und pürieren. Den nicht geschälten Apfel entkernen und entsaften, dann den Saft zur gut pürierten Honigmelone geben und vermischen. Die Orange auspressen, unter die Honigmelone-Apfel-Mischung geben und anschließend mit etwas frisch gepresstem Zitronensaft abschmecken.

Wirkung: Melonen sind stark entwässernd, spülen überschüssiges Salz und Harnsäure aus dem Körper und reinigen die Nieren. Das Pektin des Apfels bindet in Magen und Darm Stoffwechselschlacken und Schadstoffe und beschleunigt deren Ausscheidung.

Pro Portion 93 kcal • 390 kJ • 1,81 g EW • 0,49 g F • 19,3 g KH

Apfel-Ingwer-Saft

Zutaten für ca. 250 ml

½ Apfel

2 Möhren

20 g Ingwer

1 Schuss Olivenöl

(oder Nussöl)

Den Apfel und die Möhren entsaften. Oliven- oder Nussöl und geschälten, frisch geriebenen Ingwer bzw. Ingwerpulver dazugeben.

Wirkung: Ingwer fördert das Entschlacken und den Abtransport von Säuren und Giftstoffen aus dem Körper, da er die Produktion von Verdauungssäften anregt. Der hohe Pektingehalt der Möhren und des Apfels regt die Darmtätigkeit an und verkürzt die Verweildauer des Speisebreis im Darm.

Pro Portion 72,4 kcal • 304 kJ • 2,54 g EW • 1,2 g F • 11 g KH

Orangen-Sellerie-Saft

Zutaten für ca. 250 ml

1 große Orange

4 Stangen Bleichsellerie

Orange und Bleichsellerie entsaften und mischen.

Wirkung: Auf Grund des hohen Kaliumgehaltes regt Sellerie besonders die Nierentätigkeit an und wirkt so entsäuernd und entwässernd. Die Orange liefert viel Vitamin C.

Pro Portion 89 kcal • 372 kJ • 2,95 g EW • 0,54 g F • 16 g KH

Kartoffel-Ingwer-Saft

Zutaten für ca. 250 ml

1 kleine ungeschälte Kartoffel   ½ Apfel
1 mittlere Möhre   1 Stück Ingwer

Kartoffel, Möhre und Apfel entsaften und mischen. Den geschälten Ingwer hineinreiben.

Wirkung: Kartoffeln enthalten viel Kalium, das unseren Säure-Basen-Haushalt reguliert. Der Ingwer fördert den Abtransport von Säuren und Giftstoffen aus dem Körper. Und der hohe Pektingehalt von Möhre und Apfel regt die Darmtätigkeit an und verkürzt die Verweildauer des Speisebreis im Darm. Außerdem enthalten Äpfel Flavonoide, Pflanzenfarbstoffe, die das Herzinfarktrisiko vermindern helfen, Entzündungen hemmen, Allergien bekämpfen und gegen freie Radikale schützen.

Pro Portion 84 kcal • 354 kJ • 1,72 g EW • 0,46 g F • 17,7 g KH

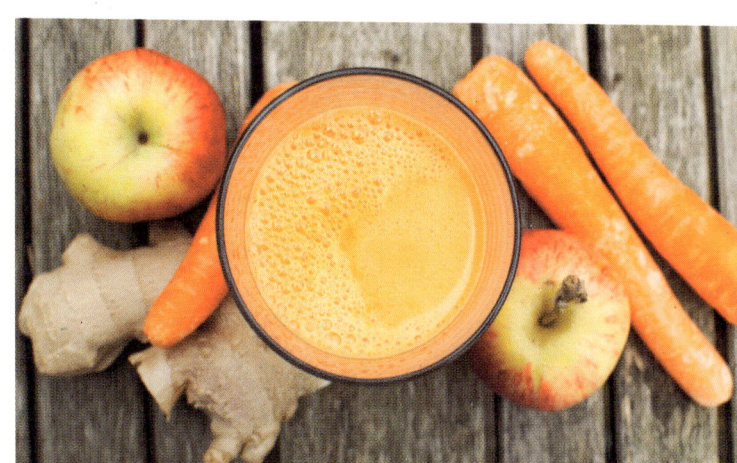

Kartoffel-Möhren-Saft

Zutaten für ca. 250 ml

¼ ungeschälte Kartoffel

2 Möhren

1 Stück Ingwerwurzel

Kartoffel und Möhren entsaften und mischen. Den frischen geschälten Ingwer hineinreiben.

Wirkung: Kartoffeln enthalten viel Kalium, das unseren Säure-Basen-Haushalt reguliert. Möhren sanieren die Darmflora. Und der Ingwer fördert das Entschlacken und den Abtransport von Säuren und Giftstoffen aus dem Körper.

Pro Portion 40 kcal • 167 kJ • 1,34 g EW • 0,21 g F • 7,82 g KH

Rettich-Grapefruit-Saft

Zutaten für ca. 250 ml

1 Rettich

1 Grapefruit

Beide Früchte entsaften und anschließend miteinander mischen.

Wirkung: Rettich fördert die Sekretion der Verdauungssäfte, und der hohe Vitamin-C-Gehalt sowie Fasern und Ballaststoffe machen die Grapefruit zum »Fettfresser« und Radikalenfänger. Auch Kalium und Magnesium der Grapefruit sorgen für eine wichtige Ergänzung der Mineralstoffe im Körper.

Pro Portion 108 kcal • 453 kJ • 2,99 g EW • 0,53 g F • 18,4 g KH

Säfte für mittags

Grapefruit-Gurken-Saft

Zutaten für ca. 250 ml

1 Grapefruit   ½ Bund Dill
½ Gurke

Die Grapefruit und die Gurke entsaften und mischen. Dill fein hacken und unterrühren.

Wirkung: Gurken sind die »superschlanken« Entsäuerer, weil sie kaum Kalorien bei hohem Kaliumanteil enthalten. Der hohe Vitamin-C-Gehalt sowie Fasern und Ballaststoffe machen die Grapefruit zum »Fettfresser« und Radikalenfänger, außerdem liefert sie wichtige Mineralstoffe.

Pro Portion 126 kcal • 530 kJ • 2,64 g EW • 0,74 g F • 21,8 g KH

Tomaten-Sellerie-Saft

Zutaten für ca. 250 ml

1 mittelgroße Tomate   ½ Zitrone
½ Gurke   2 Stangen Bleichsellerie

Alle Zutaten entsaften und miteinander vermischen.

Wirkung: Die Tomate unterstützt die Leber bei der Entgiftung. Gurken sind mit ihren wenigen Kalorien und ihrem hohen Kaliumanteil die »superschlanken« Entsäuerer.

Pro Portion 28 kcal • 117 kJ • 1,96 g EW • 0,33 g F • 3,8 g KH

Rote-Bete-Apfel-Saft

Zutaten für ca. 250 ml

½ Apfel

2 Möhren

1 Knolle Rote Bete

2 cm Ingwerwurzel

1 Schuss Olivenöl

(oder Nussöl)

Die Früchte entsaften und miteinander mischen. Den geschälten, frisch geriebenen Ingwer unterrühren. Einen Schuss Öl dazugeben, am besten Olivenöl.

Wirkung: Rote Bete ist allgemein stärkend, fördert die Gallensekretion, und der hohe Eisengehalt unterstützt die Blutbildung und entsäuert den Körper.

Pro Portion 152 kcal • 640 kJ • 2,85 g EW • 5,56 g F • 22,3 g KH

Anti-Kopfschmerz-Saft

Zutaten für ca. 250 ml

200 g frische Erdbeeren (oder Himbeeren bzw. Birnen)

½ Zitrone

5 bis 10 frische Pfefferminzblätter

50 ml Mineralwasser

Erdbeeren (oder Himbeeren bzw. entkernte Birnen) und Minze pürieren. Zitrone auspressen und beigeben. Mineralwasser dazugeben.

Wirkung: Erdbeeren sind wahre Vitamin-C-Bomben und die ätherischen Öle der Minze sind gut gegen Kopfweh, das sich manchmal bei Fastenkuren einstellt.

Pro Portion 75 kcal • 315 kJ • 1,88 g EW • 0,93 g F • 12,5 g KH

Säfte für abends

Tomaten-Saft

Zutaten für ca. 250 ml

2 große Tomaten   Basilikum

Tomaten entsaften. Basilikum fein hacken und zum Tomatensaft geben.

Wirkung: Die Tomate unterstützt die Leber bei der Entgiftung und macht optimistisch. Sie enthält zudem viel Vitamin C und Carotin.

Pro Portion 33 kcal • 140 KJ • 1,87 g EW • 0,42 g F • 4,94 g KH

Johannisbeer-Rote-Bete-Saft

Zutaten für ca. 250 ml

1 Knolle Rote Bete   150 g Schwarze
                                 Johannisbeeren

Rote Bete und Johannisbeeren entsaften und miteinander vermischen.

Wirkung: Johannisbeeren sind wahre Vitamin-C-Bomben, und die Pflanzenfarbstoffe (Anthozyane) üben auf Zell-, Gehirn-, Drüsen- und Stoffwechselfunktionen eine positive Wirkung aus. Rote Bete enthält viel Eisen, was die Blutbildung fördert und bei der Entsäuerung des Körpers hilft.

Pro Portion 148 kcal • 621 kJ • 4,25 g EW • 0,45 g F • 28 g KH

Ananas-Bananen-Saft

Zutaten für ca. 250 ml

100 g Ananas (oder Papaya)   ½ Banane
1 Apfel

Ananas schälen und entsaften. Apfel entsaften. Die Säfte und die zerdrückte Banane gut miteinander vermischen.
Wirkung: Die Banane füllt die Mineralstoffspeicher, entsäuert durch ihren hohen Kaliumanteil und sorgt für gesunden Schlaf.
Pro Portion 168 kcal • 706 kJ • 1,64 g EW • 0,62 g F • 37,7 g KH

Ananas-Gurken-Saft

Zutaten für ca. 250 ml

¼ Ananas   ½ Gurke

Die Ananas schälen, Ananas und Gurke entsaften und miteinander vermischen.
Wirkung: Das Enzym Bromelain in der Ananas regt die Eiweißspaltung und Fettverbrennung an, damit gilt die Ananas als Schlankmacher Nummer eins. Zudem macht sie richtig satt, und das bei gerade einmal 56 Kalorien auf 100 Gramm. Achtung: Nur frische Ananas verwenden! Bei Dosenfrüchten fehlt das Bromelain und sie sind in der Regel zusätzlich gezuckert. Gurken entsäuern schonend und mit wenig Kalorien.
Pro Portion 169 kcal • 708 kJ • 2,23 g EW • 0,74 g F • 36,1 g KH

Apfel-Trauben-Saft

Zutaten für ca. 250 ml

1 Apfel	½ Zitrone
200 g Trauben	1 Stück Ingwerwurzel

Früchte entsaften und miteinander vermischen. Den geschälten, frischen Ingwer hineinreiben und nach Geschmack Zitronensaft hinzugeben.

Wirkung: Das Kalium der Weintrauben reguliert unseren Säure-Basen-Haushalt. Außerdem enthalten vor allem rote Sorten viele sekundäre Pflanzenstoffe gegen freie Radikale und Entzündungen. Der Ingwer fördert zusätzlich den Abtransport von Giften aus dem Körper.

Pro Portion 176 kcal • 737 kJ • 1,55 g EW • 0,62 g F • 41,1 g KH

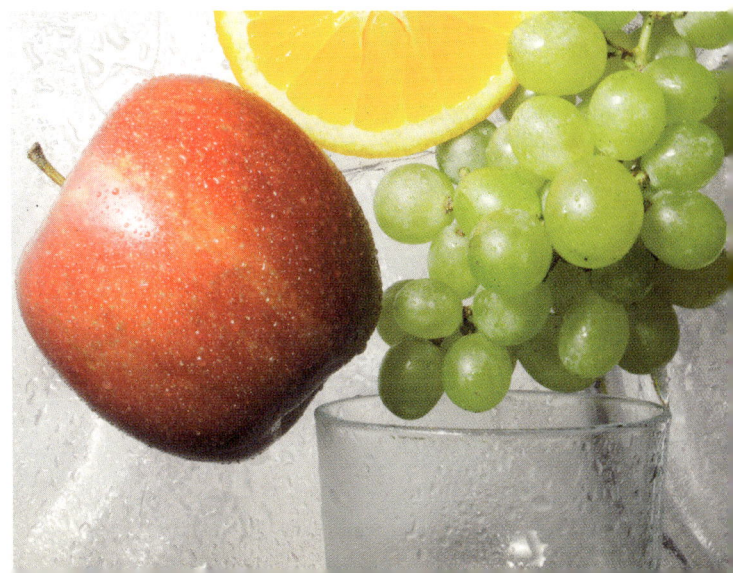

Sport und Entspannung

Falsche Ernährung, Stress und mangelnde Bewegung sind die Hauptgründe für chronische Übersäuerung. Das A und O der Heilung ist also neben einer notwendigen Ernährungsumstellung und weniger Stress ausreichend Bewegung. So werden die Säureschlacken in Ihrem Bindegewebe mobilisiert und können dann entweder später über die Nieren oder über die Haut ausgeschieden werden. Zudem trägt Bewegung dazu bei, Stress abzubauen.

Bewegung muss sein!

Aber erst einmal ganz langsam. Denn wer rast, keucht. Und wer keucht, verbrennt kein Fett, sondern Kohlenhydrate mit zu wenig Sauerstoff. Anaerob, wie die Sportmediziner sagen. Dann steigt die Milchsäure im Blut an, und Ihr Körper wird sauer. Also: Welche Art von Bewegung ist besonders zu empfehlen?

Grundsätzlich muss es natürlich nicht immer gleich Sport sein. Auch ausgedehnte »flotte« Spaziergänge in der frischen Luft wirken sich außerordentlich positiv aus. Wer etwas mehr tun will oder kann, wird wahrscheinlich auf die etwas schnellere Variante Joggen kommen. Für diese natürlichste Form des Ausdauertrainings brauchen Sie fast keine Ausrüstung, und man kann es beinahe überall und jederzeit betreiben. Trotzdem: Bevor Sie als Untrainierter mit dem Laufen beginnen, ist ein ärztlicher Check-up ratsam, besonders ab dem 35. Lebensjahr.

Neben einem Kreislauf-Check-up kann auch eine ortho-
pädische Untersuchung hilfreich sein, um Erkrankungen
der Wirbelsäule und der Gelenke sowie Fehlstellungen
der Beine und der Füße abzuklären. Die können nämlich
bei sportlicher Belastung frühzeitige Verschleißerschei-
nungen aufweisen.

Der optimale Fettverbrennungspuls

Wie aber läuft man richtig? Es gibt viele Faustformeln,
wie man angeblich den persönlichen Fettverbrennungspuls finden kann. Hundertachtzig minus Lebensalter,
sich während des Laufens unterhalten etc. Eine einfache,
ganz auf die individuelle Konstitution zugeschnittene
Methode ist: Wer beim Laufen zwei Schritte lang ein-
atmet und drei Schritte lang ausatmet, bewegt sich
automatisch im Sauerstoffüberschuss. Die Atmung
fungiert dabei als eine Art Drehzahlbegrenzer. So kommt
man dem optimalen Fettverbrennungspunkt zumindest
sehr nahe. Und das Gute daran: Man braucht weder eine
Uhr noch einen Pulsmesser und auch keinen »Mitläufer«,
mit dem man sich unterhalten kann. Wenn man langsam
läuft, wird Fett verbrannt, die Sauerstoffaufnahme und
Durchblutung gefördert, die Stoffwechselprozesse unterstützt, Herz und Kreislauf trainiert und Schlacken und
Säuren aus dem Körper gelöst. Man kann den optimalen
Puls auch von einem Sportmediziner messen lassen.
Eine Pulsuhr hilft dann, mit dem optimalen Fettverbrennungspuls zu laufen, und warnt zudem bei gefährlicher

Überlastung. Denn Laufen oder Joggen birgt für über 40-Jährige, besonders wenn sie übergewichtig sind, auch Gefahren.

Wichtig: Fangen Sie langsam an. Laufen Sie erst einmal ein paar Minuten, dann etwas gehen und dann wieder ein paar Minuten laufen. Jeden Tag etwas länger. Aber immer ohne Anstrengung. Nach ein paar Wochen kann man dann vielleicht 20 Minuten am Stück laufen. Langsam, fröhlich und ohne jegliche Quälerei. Optimal sind 30 Minuten, vier- bis fünfmal in der Woche.

Sport jeder Art verbessert das Abatmen der laufend anfallenden Kohlensäure. Es mobilisiert die Säureschlacken und fördert die Ausscheidung.

Welcher Sport ist der richtige?

Die Auswahl der richtigen Bewegungsart spielt gerade bei Übergewichtigen, bei älteren Menschen und bei Gesundheitsproblemen eine wichtige Rolle. Hier sollte man sich vor dem Beginn der sportlichen Aktivität und auch während des Trainings medizinischen Rat einholen. Jedoch: Es gibt für jeden die passende Methode, um sich in Bewegung zu setzen. Als Unterstützung für unseren Säure-Basen-Haushalt sind fast alle Bewegungsformen,

TIPP

Sport sollte drei- bis viermal in der Woche über 15 bis 30 Minuten durchgeführt werden.

die unseren Stoffwechsel ankurbeln und unsere Atmung »vertiefen«, von Vorteil. Wer aber möglichst viele Pfunde dabei verlieren will, ist mit Joggen am besten beraten. Eine Alternative zum Joggen ist Walking. Das belastet den Gelenk- und Sehnenapparat in geringerem Maß, verbrennt aber weniger Fett. Doch auch durch Walking kommt der Fettstoffwechsel in Gang. Radfahren ist gerade für Übergewichtige einfacher. Es verbrennt leider auch weniger Fett. Und man sollte dabei besonders aufpassen, nicht zu schnell zu fahren und nur noch Kohlenhydrate zu verbrennen. Schwimmen ist eine der besten Fortbewegungsarten für Übergewichtige. Es schont Gelenke und den ganzen Bewegungsapparat, ist aber auch nicht so effizient wie Laufen. Dafür schleppt man durch den Auftrieb nur einen Teil seines Gewichts herum, und es wirkt entspannend auf das Nervensystem.

Schwimmen ist eine sanfte Sportart auch für ältere Menschen.

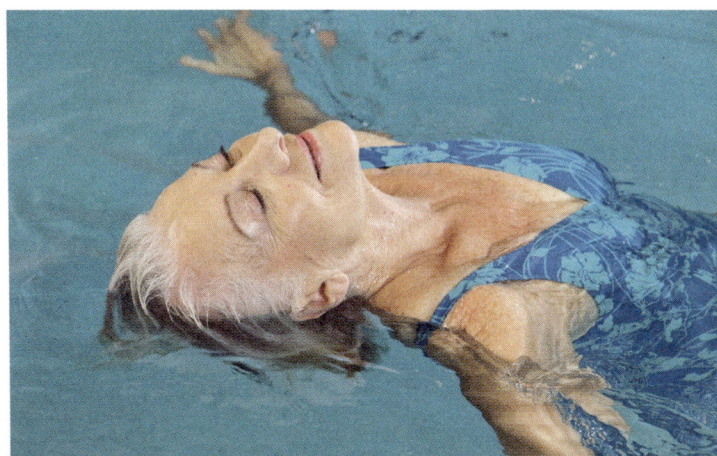

Geheimnis Muskelkater

Wer beim Sport plötzlich »Gas gibt« und sich zu viel zumutet, bekommt es mit dem Kater zu tun. Aber nicht sofort, sondern erst nach einigen Stunden oder Tagen. Das ist zwar nicht gefährlich, kann aber sehr unangenehm sein. Früher machte man die Übersäuerung durch Milchsäure dafür verantwortlich, heute weiß man, dass es sich um kleinste Verletzungen der Muskelfasern handelt. Das führt zu Entzündungen. Dazu kommt, dass in einer übersäuerten Muskulatur Milchsäure und Schlacken das Gewebe reizen und die Durchblutung stören. Lassen Sie Ihren Muskeln danach etwas Zeit und legen Sie eine kleine Trainingspause ein. Regen Sie die Durchblutung mit durchblutungsfördernden Salben an, auch Wechselduschen (zwei Minuten heiß, 20 Sekunden kalt) helfen. Gut sind Regenerationsbäder mit Rosmarin- oder Fichtennadel-Extrakten und Saunagänge.

Saunabesuche helfen dem Körper zu entschlacken.

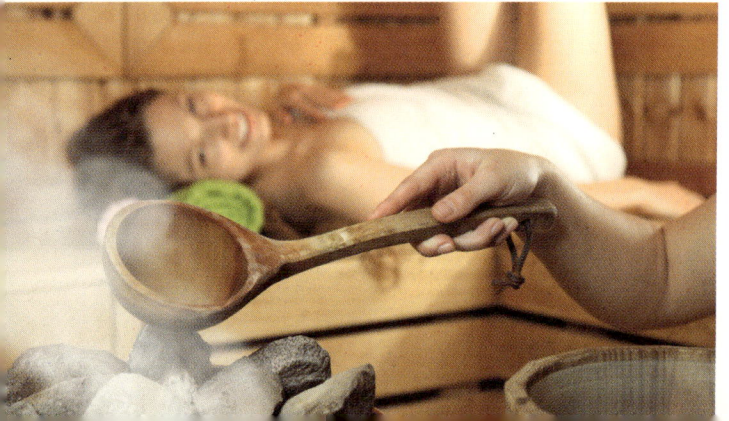

Einfach zur Ruhe kommen

Neben falscher Ernährung und mangelnder Bewegung gehören Stress und negative Gefühle wie Ärger, Neid oder Hass zu typischen Gründen für eine Störung unseres Säure-Basen-Haushaltes. Das ist auch nicht weiter verwunderlich, stellen doch Körper und Psyche eine Einheit dar, die wir Menschen leider sehr oft missachten. Was uns reizt und emotional bewegt, wirkt sich sofort auf unseren Stoffwechsel aus und übersäuert ihn. »Ich bin sauer!« – dieser Ausdruck sagt eigentlich schon alles. Und dabei bewegen wir uns sofort in einem Teufelskreis: Was uns stresst, macht uns sauer, und eine Übersäuerung führt auf der anderen Seite dazu, dass ohne Grund Stresshormone ausgeschüttet werden.

Unser vegetatives Nervensystem steuert alle wichtigen Körperfunktionen, auf die wir bewusst keinen Einfluss haben: den Herzschlag, die Verdauung, unsere Atmung, die Körpertemperatur, aber auch Energie, Spannkraft und Freude. Dabei wird es aber von jeder Emotion, jeder Stimmungslage und jedem Stress beeinflusst. Verantwortlich dafür sind zwei eigentlich widerstreitende Systeme: der aktive Sympathikus – zuständig für Abwehr, Angriff, Flucht und Nahrungssuche. Ihn brauchen wir beim Kampf, Sport oder etwa bei einer hitzigen Diskussion. Sein für unsere Ruhezustände zuständiger Kontrahent, der Parasympathikus, lässt uns gähnen, wenn wir müde sind, oder entspannen, er steuert unseren Schlaf und die Verdauung.

Stress – das typische Muster

Wenn wir unter Stress stehen, läuft das noch genauso ab wie bei unseren Vorfahren vor 10.000 Jahren. Ein wildes Tier oder eine andere lebensbedrohliche Situation löst erst einmal den bekannten Adrenalinschub aus: Unser Herz schlägt schneller, Lunge und Muskulatur werden stärker durchblutet, die Bronchien werden weiter, um mehr Sauerstoff zur Verfügung zu stellen – unser Körper reagiert dann hauptsächlich durch Reflexe. Das wäre nicht weiter ungesund, wenn wir nach dem Adrenalinschub nach wie vor weglaufen würden. Dann würde die bereitgestellte Energie verbraucht, und unser Stoffwechsel käme wieder ins Lot. Aber das tun wir natürlich nicht, denn moderner Stress zeichnet sich dadurch aus, dass es erst einmal kein Entrinnen gibt. Ärger, ausweglose Situationen, Lärm oder permanenter Zeitdruck sind nicht akut, sondern chronisch.

Klingt fast aussichtslos. Aber so ganz hilflos sind wir unserem vegetativen Nervensystem nicht ausgeliefert. Mit gezielten Entspannungsübungen können wir auf den gelassenen, ruhigen und entspannten Parasympathikus umschalten. Das fördert unsere Entsäuerung und hilft uns, zusammen mit Bewegung und gesunder Ernährung dem sauren Teufelskreis zu entrinnen.

Entspannen können Sie auf vielfältige Weise: Es gibt Atemübungen, autogenes Training, einfache Übungen aus dem Yoga und Tai Chi oder etwa progressive Muskelentspannung. Auch eine kleine Meditation oder eine

Fantasiereise noch vor dem Aufstehen im Bett hilft, den
Tag sehr viel gelassener anzugehen.

TIPP

Das wirkt gegen Stress

▸ *Versuchen Sie, Menschen aus dem Weg zu gehen, die
Ihnen nicht guttun und die Sie emotional runterziehen!
Oft sind es nämlich die immer gleichen Spitzen oder Ge-
schichten mancher Personen, die einen am Morgen schon
aus dem Konzept bringen!*

▸ *Nehmen Sie jeden Tag nur eine Herausforderung an. So
wirken Sie automatisch einer Überforderung entgegen.
Hier gilt das Sprichwort: »Verschiebe auf morgen, was du
heut nicht musst besorgen!«*

▸ *Sorgen Sie für Entspannung, gerade auch in stressigen
Zeiten. Auch wenn es nur ein kurzer Tagtraum am offenen
Fenster ist. Einige Minuten Auszeit können Wunder wirken.*

▸ *Belasten Sie sich nicht mit allem Leid der Welt. Die eigenen
Sorgen sind häufig schon genug, um in einem Gedanken-
karussell festzusitzen.*

▸ *Genießen Sie freudvolle Momente und tun Sie sich etwas
Gutes. Ein Besuch bei Freunden, ein gesundes und beson-
deres Abendessen, ein tolles Buch in aller Ruhe.*

▸ *Suchen Sie sich einen Ausgleich, der nur Ihnen allein
gehört, bei dem Sie allein der Chef im Ring sind.*

▸ *Und last but not least: Bewegen Sie sich genug an der
frischen Luft. Ihre Seele wird es Ihnen danken!*

Register

ADP 18
Adrenalinschub 124
Aerob 19, 28
Alkala N 91
Alkalose 12
Alkohol 60, 62, 65, 67 f.
Allergien 9, 46, 49, 52, 111
Aminosäuren 23, 28 f., 71
Amylase 20
Anaerob 13, 28, 118
Ananas 116
Anorganische Säuren 28, 34
Anti-Kopfschmerz-Saft 114
Antioxidantien 72
Antriebsschwäche 52
Arteriosklerose 71
Arthrose 50, 52
Asparaginsäure 82
Asthma 50
Ätherische Öle 82 f.
ATP 16, 18 f., 28, 32
Ausdauertraining 18, 33
Azidose 9, 12, 18, 49 ff.

Ballaststoffe 76, 79 ff., 113
Basen 8, 10 f., 14 f., 24 f., 28 f., 39, 43, 45, 47, 55, 57, 66 f., 91
Basenflut 8, 53 ff.
Basica Vital 91
Basisches Mineral-stoffbad 89 ff.

Bauchspeicheldrüse 13, 15, 21, 23, 27, 30, 40, 43 f., 79, 82 f.
Bewegung 16 f., 33, 42, 60, 90, 100, 118, 120, 123 f.
Bindegewebe 17, 35, 44 ff., 55, 60, 64, 118
Biokatalysatoren 11, 33
Blut 9 ff., 16, 34 ff., 41, 43, 50 f., 53, 55, 64, 76, 86, 90, 97, 118
Bullrichsalz 21, 56

Chrom 74 f., 78
Chymotrypsin 43

Darmflora 23, 39, 97, 112
Darmreinigung 99
Diabetes 39, 48
Doppelkohlensaures Natron 21, 43
Dünndarm 13 f., 21 ff., 40, 43, 72, 86
Durchfall 48, 50

Eisen 27, 36, 67, 74 f., 78 ff., 115
Eiweiß 12, 14, 21, 24 f., 38, 40, 65, 67, 80 f.
Elektrolyte 45
Entgiftung 98, 113, 115
Entlastungstage 94
Entzündungen 50, 52, 111, 117, 122
Enzyme 11 f., 14, 16 f., 21 ff., 26, 28, 40, 43 f., 71 f., 76, 80
Erythrozyten 35

F.X. Passage SL Pulver 99
Fastenbrechen 92, 102
Fastenkur 60, 89, 92 ff., 102, 106, 114
Fastentage 92 f., 99, 102
Fast Food 65
Fett 17 ff., 21 ff., 28 f., 40, 62, 65, 68, 71, 118 f., 120
Fettsäuren 32, 81
Fettverbrennungspuls 119
Fettverdauung 22
Flavonoide 79, 111
Fleisch 9, 24 f., 29 f., 62, 65, 67 f.
Freie Radikale 72, 111, 117
Fruktose 76

Gallenflüssigkeit 22, 40 f.
Gewichtsreduktion 88 f.
Gicht 48
Glaubersalz 99
Glukose 17, 19, 28, 32, 40, 76

Harn 14, 42, 53 ff., 56 f.
Harnsäure 10, 14, 25, 48
Homöostase 31, 49

Insulin 27, 79, 82
Jod 67, 74, 83

Kaffee 60, 65, 67 f., 89
Kalium 27 f., 38, 67, 74, 78 ff., 111 f., 117

Kalzium 28, 38, 74 f., 78 ff.
Katalysatoren 27, 43, 72
Ketoazidose 29
Kobalt 74
Kohlendioxid 17, 25 f., 28, 33 ff., 36 ff., 42
Kohlenhydrate 13, 18, 22, 29 f., 65, 71, 76, 81, 118, 121
Krankheiten, chronische 29, 48
Kupfer 27, 74 f., 78, 80

Laktat 13
Lipase 22

Magen 10, 30 ff., 39, 41 ff., 56, 64, 82 f., 86, 95, 102, 109
Magensäure 14 f., 21, 32, 40 f., 43
Magnesium 28, 74 f., 78 ff.
Mangan 28, 67, 74 f., 78 f.
Meditation 99, 124
Milchsäure 13, 17, 19, 28, 33 f., 36, 39, 78, 118, 122
Mineralstoffe 10, 16, 23 ff., 26, 38, 60, 66 f., 71 f., 74, 79, 83, 113
Mineralwasser 42, 64, 67, 89, 94 f., 99 f., 103, 114
Muskelkater 10, 33, 122

Natrium 38, 76, 74, 81
Natriumbikarbonat 21, 41 ff., 53, 55 ff., 64

Natronlauge 11, 15
Neukönigsförder Mineraltabletten 91
Neutrale Nahrungsmittel 69
Nieren 14, 25 f., 28, 30, 34, 38 f., 42, 44 f., 47, 53, 64, 73, 78 f., 81 ff., 109, 118
Nierenerkrankungen 82
Nitrat 77
Null-Diäten 60

Ökologischer Anbau 70
Oxidation 16, 63, 72

Papain 17, 150
Parasympathikus 31 f., 122 f.
Pektin 77 ff., 109
Pepsin 12, 21, 80
Phosphorsäure 25, 28
pH-Wert 10 ff., 33, 35 ff., 38, 42, 49, 51, 53 ff., 57, 90 f.
Proteine 28
Pufferung 28, 38 f.

Quellstoffe 77

Radikale, freie 72, 111, 117
Rheuma 46, 50

Saccharose 76
Saftfasten 86 f., 88, 93
Sander-Urintest 53, 57
Sauerstoff 12 f., 16 ff., 27 f., 33 f., 35 f., 45 f., 49, 64, 72 f., 105, 118, 124

Säure-Basen-Haushalt 8, 15, 24, 26, 28 f., 30, 34, 37, 41, 47, 49, 53, 55 ff., 60, 64, 78, 81, 91, 111 f., 117, 120, 123
Säurefluten 8, 17
Säuretod 50
Schwefelsäure 11, 15, 25, 28
Sekundäre Pflanzenstoffe 76, 78 ff., 82 f., 105, 117
Selen 74, 83
Speichel 8, 12, 15, 20, 24, 61
Spurenelemente 66, 71, 74, 78, 80, 82 f., 91, 105
Stress 17, 31 f., 60, 78, 118, 123 f.
Sympathikus 31 f., 123 f.

Traubenzucker 76
Trypsin 14, 43, 80

Übergewicht 60, 88, 93
Urinprobe 52, 57

Vegetatives Nervensystem 123
Verschlackung 60
Vitamine 26, 36, 71 ff., 78 ff., 96 f., 105, 108
Vorbereitungstage 94

Wasserstoff-Ionen 14 f.

Zink 26 f., 43, 67, 74 f., 79 ff.

Zitronensäure 25, 66

Unsere Kompakt-Ratgeber

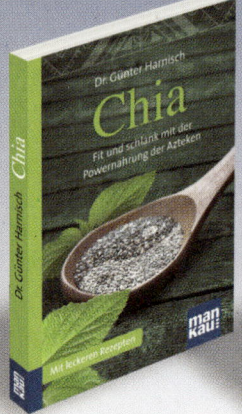
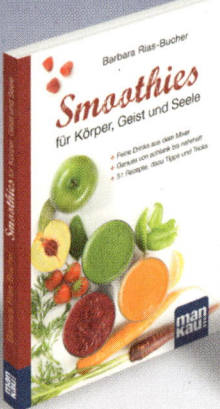
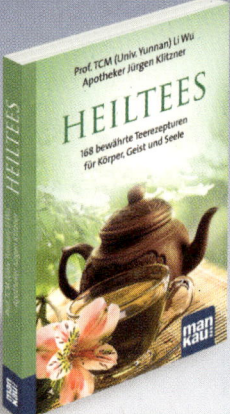

Dr. Günter Harnisch
Chia
ISBN 978-3-86374-202-7

Dr. Barbara Rias-Bucher
Smoothies
ISBN 978-3-86374-164-8

Dr. Li Wu / Jürgen Klitzner
Heiltees
ISBN 978-3-86374-184-6

Unsere Bücher erhalten Sie bei Ihrem Buchhändler! Besuchen Sie auch unsere Internetseite mit Bestellmöglichkeit, Internetforum, Leseproben, Veranstaltungstipps und Newsletter: www.mankau-verlag.de

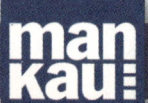